Iris Hammelmann

Gesund genießen mit
Ingwer

Natürlicher Schutz bei Beschwerden im Magen- und Lungenbereich.
Mit pikanten, süßen, sauren und würzigen Rezeptideen

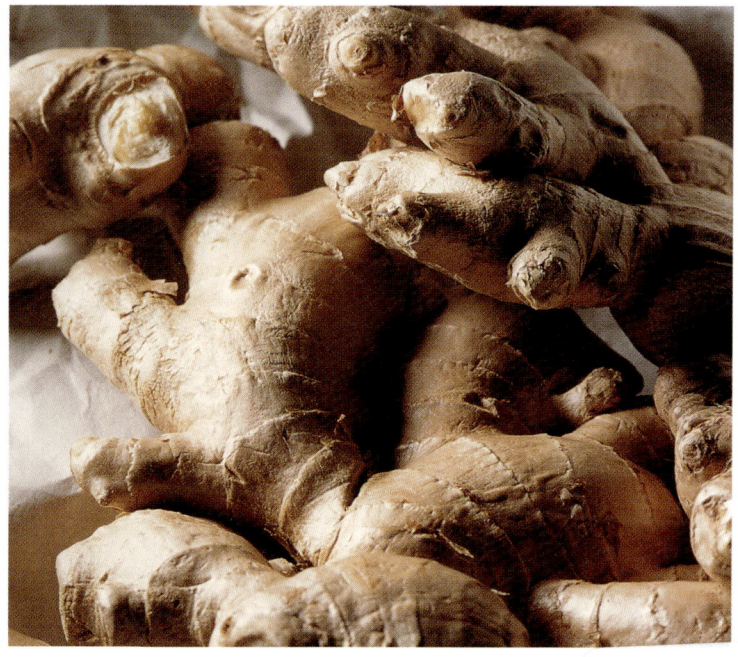

Südwest

Inhalt

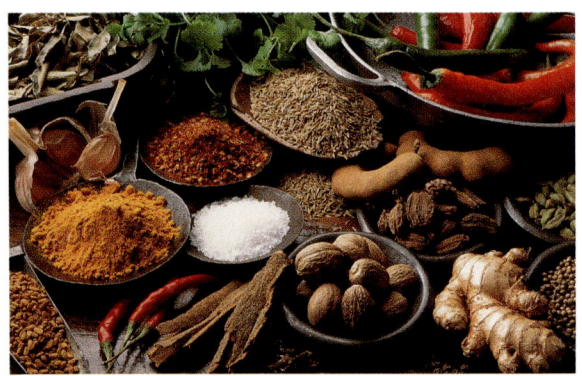

Reichtum aus Indien: Die Palette dieser Gewürze ist Augen- und Gaumenfreude zugleich.

Vorwort   4

Rundherum asiatisch   6

Ingwer ein
Aphrodisiakum   11

Inhaltsstoffe des Ingwers   13

Andere Gewürze der
Ingwerfamilie   14

Gesund mit Ingwer   18

Heilsame Wirkungen   19

Praktische Anwendungs-
möglichkeiten   22

Heilmittel aus Ingwer   29

Klinische Studien und
Experimente   33

Heilwirkung von
Kalmus   36

**Köstlichkeiten mit
Ingwer**   38

Ernährungsregeln   38

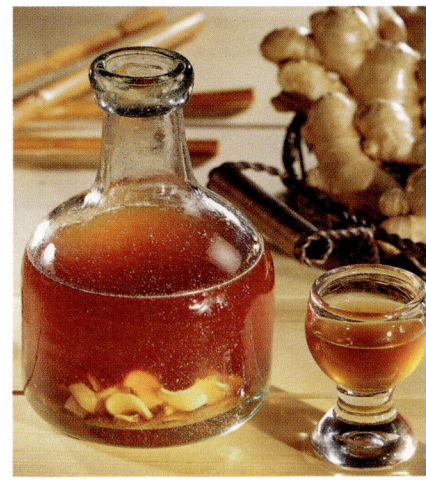

Würzig, hoch prozentig und süß – Ingwerlikör als Digestif.

Rezepte mit Ingwer 40

Eintöpfe und Suppen 40

Salate 44

Fleischgerichte 50

Gerichte mit Fisch oder
Meeresfrüchten 63

Gemüsegerichte mit
Ingwer 70

Desserts und
Süßigkeiten 77

Eingemachtes, Chutneys
und Saucen 86

Hochprozentiges 93

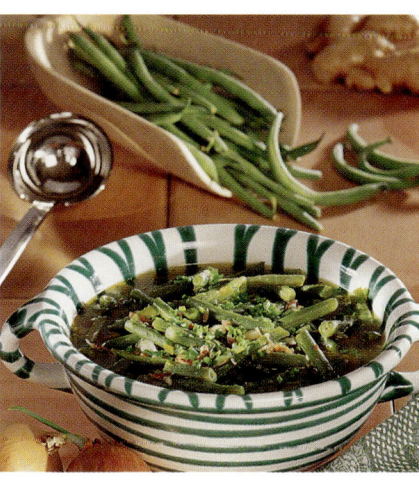

Ungewohnte Köstlichkeiten – Bohnengemüse mit Ingwer.

Über dieses Buch 95

Rezepte- und Sach-
register 96

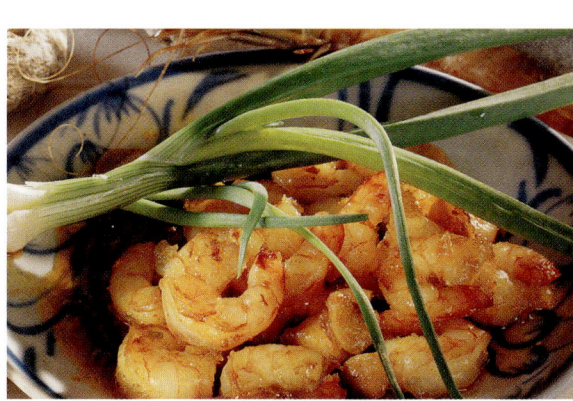

Würziges aus der Meeresküche. Der Honig fördert den Geschmack und mildert die Schärfe.

Vorwort

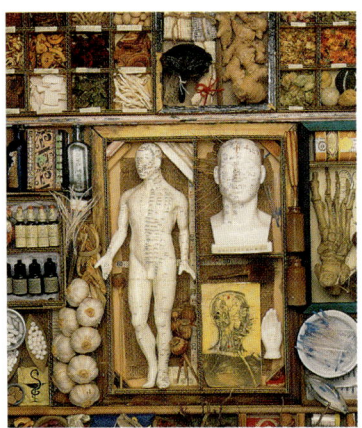

Haben Sie bei dem Gedanken an Ingwer bisher nur kandierte oder mit Schokolade überzogene Süßigkeiten im Kopf gehabt? Kein Wunder! Im Norden Europas startet die Wurzel gerade erst so richtig durch. Aber ihr Siegeszug ist unaufhaltsam. Zwar war Ingwer schon im mittelalterlichen Europa bekannt, doch verstanden es die Araber vorzüglich, die Herkunft der Pflanze streng geheim zu halten, so dass ihr stets etwas Exotisches anhaftete. Damals galt die exotische Knolle als besonders wertvolle Rarität, und man konnte mit Ingwer – ähnlich wie mit Pfeffer – seine Steuern bezahlen. Heute schätzen Gourmets mit einer Vorliebe für die asiatische Küche Ingwer als gesundes, äußerst wohlschmeckendes Gewürz, beispielsweise als unverzichtbare Zutat zu Sushi, den köstlichen leichten Reissnacks aus Japan. So überrascht es nicht, dass der Verbrauch in der Bundesrepublik Deutschland von 1978 bis 1988 um über 50 Prozent anstieg.

Nahrungs- und Heilmittel aus Asien

Ingwer wird bei ost- und südostasiatischen Kulturvölkern schon seit dem Altertum verwendet und verehrt. Natürlich liegt das auch daran, dass die Pflanze dort beheimatet ist. Ein weiterer, vermutlich viel wichtigerer Grund ist aber, dass sowohl in der chinesischen als auch in der indischen Medizin Pflanzen als Naturheilmittel eine große Rolle spielen. Das gilt auch für Ingwer. Das Wissen um die Heilwirkung von Pflanzen wird hier großgeschrieben. Aber ebenso geschätzt wird die Kenntnis um den Nutzen einer gesunden Ernährung, die den Körper nicht belastet, sondern erhält und stärkt. Mit einem bewusst zusammengestellten Speiseplan ersparen sich die Asiaten die Einnahme der in unseren Breitengraden so beliebten Nahrungsergänzungsmittel, die unsere Ernährungssünden ausgleichen sollen.

Viele Völker betrachten die Krankheiten des Menschen aus ganzheitlicher Sicht. Nach ihrem Verständnis müssen sich deshalb alle Ansätze, die gesund machen oder gesund erhalten mit dem gesamten Organismus beschäftigen. Nahrung spielt dabei eine große Rolle.

Viel mehr als nur ein Gewürz

Die Knolle der exotischen Staudenpflanze ist nicht nur äußerst schmackhaft, sondern hält auch eine kleine Apotheke an wertvollen Inhaltsstoffen bereit. Ingwer bietet eine gute Vorbeugung gegen Erkältungen, er kurbelt die Verdauung an und bringt den Kreislauf auf Trab. Darüber hinaus haben zahlreiche Studien gezeigt, dass Ingwer den Magen beruhigt und damit beispielsweise das beste Mittel gegen Seekrankheit ist. Auch Kopfschmerzen und die Symptome rheumatischer Erkrankungen können durch Ingwer gelindert werden. Selbst gegenüber Krebs zeigt er eine erstaunliche Wirkung. Das alles – und noch viel mehr – kann Ingwer, und er hilft ganz ohne Nebenwirkungen!

Lernen Sie Ingwer und weitere, ihm verwandte Pflanzen näher kennen und lassen Sie sich von dem köstlichen Geschmack und den herausragenden Eigenschaften für die Gesundheit begeistern. Staunen Sie, wie vielfältig die Einsatzmöglichkeiten sind. Ingwer passt zu Fisch, Fleisch und Gemüse, ist aber auch köstlich in Süßspeisen. Einmal auf den Geschmack gekommen, werden Sie ihn in Ihrer Küche nicht mehr missen wollen.

Ingwer kann gegen vielerlei Beschwerden eingesetzt werden. Darüber hinaus ist er ein äußerst schmackhaftes Gewürz, das sowohl herzhafte Gerichte als auch süße Leckereien geschmacklich bereichert.

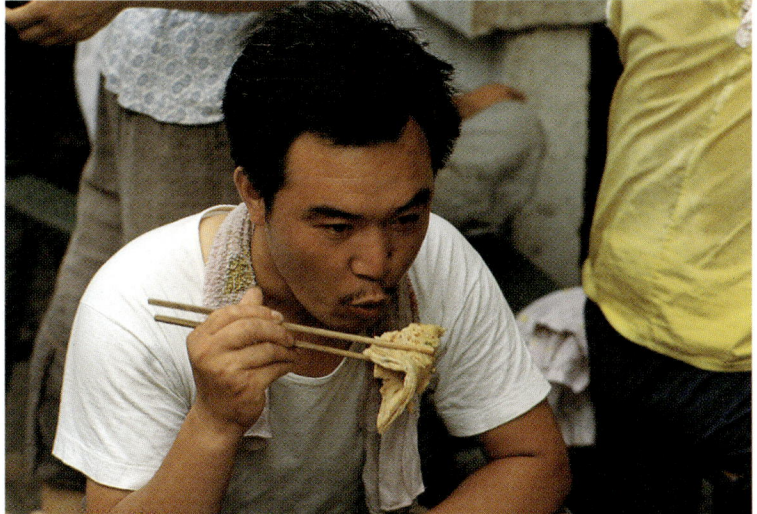

In asiatischen Kulturkreisen ist Ingwer fester Bestandteil vieler Mahlzeiten. Er wird als Gewürz, aber auch als Heilmittel verwendet.

Rundherum asiatisch

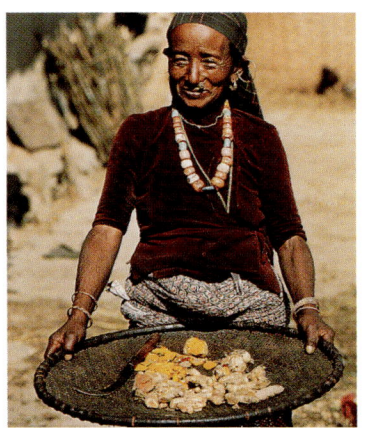

Ein besonders scharfer, intensiver Ingwer ist in den hoch gelegenen Tälern des Himalaya zu finden.

Ursprünglich stammt der Ingwer aus dem südlichen Asien. Wo genau aber diese gesunde Wurzel herkommt oder wer sie zuerst benutzte, ist kaum noch nachvollziehbar. Das Bismarckarchipel, eine kleine Inselgruppe, die seit 1975 zu Papua-Neuguinea gehört, könnte die Heimat sein. Dort, wo es auch heute noch mehr Kokospalmen als Menschen gibt, findet die Pflanze auf jeden Fall hervorragende Wachstumsbedingungen. Sie braucht nämlich das tropische Klima mit seiner gleichmäßigen Temperatur und einer entsprechend hohen Luftfeuchtigkeit. Ingwer mag sowohl eine direkte Sonnenbestrahlung als auch kräftige Regenfälle. Außerdem bevorzugt die Pflanze einen leichten, nährstoffreichen Boden. Sowohl nährstoffarme als auch harte Tonböden haben einen ungünstigen Einfluss auf die Entwicklung des in Küche und Apotheke verwendeten Wurzelstocks.

Weltweiter Anbau

Nicht nur die genaue Herkunft von Ingwer ist unbekannt, man geht auch davon aus, dass der ursprüngliche wilde Ingwer ausgestorben ist. Heutzutage findet man zwar verwilderte Pflanzen, diese sind allerdings mit der Wildform nicht mehr vergleichbar. Inzwischen haben wir es meist mit kultiviertem Ingwer zu tun. Ingwerkulturen sind erfreulicherweise in zahlreichen tropischen Regionen anzutreffen. Australien, Brasilien, Indien, Indonesien, Jamaika, Japan, Malaysia, Thailand und Westafrika gehören zu den Anbaugebieten. Auch in China wird Ingwer in nicht unbeträchtlichen Mengen angepflanzt. Für Deutschland ist China sogar einer der Hauptlieferanten, weshalb Ingwer hierzulande oft auch als Chinawurzel bezeichnet wird. Im Gegensatz zu vielen anderen Gewächsen ist es beim Ingwer nicht die wild wachsende Pflanze, die am besten schmeckt und die größ-

Ingwer wurde als Nahrungs- und Heilpflanze in vielen Kulturen der Welt geschätzt und genutzt und galt lange Zeit als außerordentlich wertvoll. Das lag nicht nur an den langen Transportwegen, sondern vor allem auch daran, dass die Händler es meisterhaft verstanden, ihre Quellen geheim zu halten.

te Heilwirkung bietet. Man geht im Gegenteil davon aus, dass durch eine natürliche Düngung das Aroma verstärkt wird. Schon deshalb spielt das Sammeln wilden Ingwers, selbst da, wo es noch möglich wäre, nur eine untergeordnete Rolle. Zum Anbau und zur Pflege von Ingwerpflanzen werden viele geschulte Arbeitskräfte benötigt.

Die Ingwerpflanze

Wenn Sie Ingwer stückweise im Laden kaufen, haben Sie es genau genommen nicht mit der Wurzel zu tun – auch wenn diese Bezeichnung häufig gewählt wird –, sondern mit dem Wurzelstock, einem so genannten Rhizom. Es besteht aus einem Hauptkörper mit mehreren Verzweigungen. Man spricht auch von einer Hand und mehreren Fingern. Lassen Sie sich vom unscheinbaren Aussehen dieses Pflanzenteils nicht täuschen. Betrachtet man ihn oberirdisch, so ist Ingwer nämlich ein sehr ansprechendes Gewächs, das eine an Schwertlilien erinnernde Blüte hervorbringt. Da Ingwer zur Familie der Gewürzlilien (Zingiberaceae) gehört, ist diese Ähnlichkeit kein Zufall. Die schilfartige Pflanze kann über einen Meter hoch werden. Sie hat schwertförmige, bis zu 25 Zentimeter lange Blätter, die Tulpenblättern ähneln. Der knollige Wurzelstock kriecht waagerecht durch den Boden. Er dient der Pflanze als Speicherorgan und ist auch für ihre Vermehrung wichtig.

Ein Rhizom oder Wurzelstock ist eine Sprossachse, die nicht ober-, sondern unterirdisch wächst. Da ihr das Licht zum Grünwerden fehlt, ähnelt sie in ihrer Farbe den Wurzeln.

Aufwändige Pflege

Ingwer liebt einen nährstoffreichen Boden. Wer diese Pflanze kultiviert, muss daher einerseits für ausreichend natürlichen Dünger sorgen, da die Erde schnell ausgelaugt wird, andererseits sollte der Boden auch regelmäßig gepflegt und aufgearbeitet werden. Die hohen Ansprüche der Heilpflanze sorgen dafür, dass sie in den meisten Gebieten Jahr für Jahr erneut ausgesetzt wird, obwohl Ingwer im Grunde eine mehrjährige Staude ist.

Um neue Pflanzen zu erhalten, verwendet man kleine Rhizom-stücke, die für den Verkauf nicht in Frage kommen. Diese werden in den von Unkraut und Wurzelresten befreiten Boden gesetzt. Recht schnell entwickeln sich aus ihnen neue Stauden,

Ingwer muss von Hand geerntet und weiterverarbeitet werden. Große Erfahrung und Sorgfalt sind bei der Ernte und Weiterverarbeitung notwendig, um hochwertige Produkte zu erhalten.

Ingwersorten nach Herkunft

Herkunft	Art der Verarbeitung	Aroma/Qualität
Australien	Helle Farbe	Sehr fruchtig und scharf
Bengalen	Nur teilweise geschält, graue Farbe	Sehr scharf und stark aromatisch
China	Nicht geschält, oft kandiert oder eingelegt	Aromatisch, milde Schärfe
Indische Malabarküste	Geschält und meistens gekalkt, sehr hell	Süß, Geschmack erinnert an Zitrone, gute Qualität
Jamaika	Geschält, niemals gebleicht oder gekalkt, hellbraune Haut	Würzig scharf mit Zitrusduft, gilt als beste Qualität
Japan	Meist stark gekalkt	Muffiger Geruch, minderwertige Qualität
Westafrika	Nicht oder nur teilweise geschält, nicht gekalkt, dunkel	Schärfste Sorte, enthält viele ätherische Öle, für den Verzehr nicht geeignet, dient zur Ölgewinnung

so dass nach durchschnittlich neun bis zwölf Monaten die Ernte beginnt. Je nach Herkunftsland gibt es hier allerdings extrem große Unterschiede. So wird beispielsweise »grüner« Ingwer angeboten, der nach nur etwa sechs Monaten geerntet wird und besonders weich ist. Er zeichnet sich durch einen sehr milden Geschmack aus, der stark an Zitrone erinnert. Im Gegensatz dazu kann man aber auch Wurzelstöcke kaufen, die bis zu 20 Monate in der Erde geblieben sind. Aroma und vor allem Schärfe nehmen mit dem Alter zu. Im Allgemeinen wird mit der Ernte begonnen, wenn die Blätter zu welken beginnen.

Ernte

Eine Ingwerkultur macht viel Arbeit und erfordert einen behutsamen Umgang mit der Pflanze sowie eine geschickte Hand. In traditionellen Handwerksbetrieben wird Rhizom für Rhizom mit Hilfe einer kleinen Hacke aus dem Boden geholt. Dazu fasst man die Pflanze an den Blättern und dreht den Wurzelstock – natürlich möglichst ohne ihn zu beschädigen – aus der Erde heraus. Faserige Wurzeln und die über der Oberfläche wachsenden Pflanzenteile werden entfernt, und das verbleibende Rhizom wird sofort in Wasser gelegt, damit es nicht austrocknet. Gewöhnlich werden die Wurzelstöcke anschließend direkt in heißes Wasser getaucht, um Bakterien und Schädlinge zu beseitigen.

Weiterverarbeitung vor Ort

Nun erfolgt die weitere Verarbeitung, die unterschiedlich aussehen kann. In einigen Regionen bürstet man nur die äußerste korkige Schicht herunter und trocknet den Ingwer dann. Eine andere Behandlung besteht darin, die gründlich geschälten Wurzelknollen zu trocknen. So behandelt besitzt Ingwer eine hellbraune bis schwach gelbliche Farbe. Um dem Endprodukt ein besonders edles Aussehen zu geben, aber auch um es zu konservieren, bleichen viele Hersteller den Ingwer mit Kalk.

Inhaltsstoffe und Geschmack des Ingwers sind abhängig vom Zeitpunkt der Ernte. Genaue Kenntnisse der Pflanze und der Anbaubedingungen sind gefragt, um qualitativ hochwertigen Ingwer zu ernten.

Konservieren in Zucker

Zuletzt sei ein Verfahren genannt, das hauptsächlich in China praktiziert wird. Von dort kommt unter anderem kandierter Ingwer nach Europa. Die Wurzelstöcke werden geerntet, wenn sie noch weich sind. Nach einer sorgfältigen Reinigung wird der Ingwer so lange gekocht, bis man ihn leicht durchstechen kann. Anschließend liegen die Wurzelknollen einige Tage in kaltem Wasser, das täglich erneuert wird. Zuletzt übergießt man die Stücke mit einer hochkonzentrierten Zuckerlösung. Sie können auf diese Art zubereiteten Ingwer in Dosen oder Gläsern kaufen. Aber auch zunächst kandierter und anschließend getrockneter Ingwer wird auf dem Markt angeboten. In Zucker konservierter Ingwer kann allerdings mit dem frischen Produkt nicht verglichen werden und findet auch in anderen Zubereitungen Verwendung.

Kandierter Ingwer ist bei uns stark verbreitet und war – neben geriebenem Ingwer – lange Jahre die einzige Möglichkeit, überhaupt an die schmackhafte Knolle zu kommen. Seit einigen Jahren findet man jedoch auch frischen Ingwer in ausreichenden Mengen auf dem Markt.

Eine Knolle – viele Namen

Vielfältig wie die Herkunftsländer und verschiedenartig wie die Länder, die Ingwer importieren, sind auch die Bezeichnungen, die für diese gesunde Wurzel geschaffen wurden. Bei einem Vergleich der verschiedenen Namen stellt man allerdings erstaunt fest, dass alle den gleichen Ursprung haben müssen. Überliefert ist die Bezeichnung aus dem Sanskrit, einer alten indischen Sprache. Ingwer hieß dort »shringavera«, was so viel heißt wie »geweihförmig«. Sanskrit war allerdings eine Literatursprache, die schnell von den Dialekten des Prakrit verdrängt wurde. In dieser Zeit wandelte sich der Ausdruck für Ingwer von »shringavera« in »singabera«. Dieses Wort wiederum diente als Vorlage für die griechische Bezeichnung »ziggiberis« und die lateinische »zingiber«. Aus »zingiber« wurde in der lateinischen Umgangssprache der Begriff »gingiber«, der prägend für die heutigen Namen war. Im Deutschen z. B. fiel zunächst nur der erste Buchstabe weg. Aus »Ingiber« entwickelte sich »Ingwer«. Aus dem altenglischen »gingivere« wurde »ginger«. Die französische Bezeichnung »gingembre« leitet sich aus dem altfranzösischen Wort »gingivie« ab.

Ingwer – ein Aphrodisiakum

Aphrodisiaka sind kurz gesagt Mittel zur Steigerung des Geschlechtstriebes bzw. der Liebesfähigkeit. Benannt sind sie nach Aphrodite, der griechischen Göttin der Liebe und Schönheit. Möglicherweise belächeln Sie solche Liebesmittel und halten die Anwendung für Hokuspokus. Im Bereich der Erotik gibt es ja zugegebenermaßen einen reichhaltigen Aberglauben. Bestimmten Dingen wird eine Wirkung zugesprochen, die höchstens einer starken Einbildung entspringen kann. Auch übertriebene Erwartungen sorgen dafür, dass die Benutzung von Aphrodisiaka immer wieder fehlschlägt. Deshalb macht man sich oft lustig über derartige Mittel oder weist ihnen bestenfalls eine mystische Bedeutung zu. Andererseits werden Jahr für Jahr Millionen für Liebespillen ausgegeben, woraus sich doch ein weit verbreitetes Bedürfnis ableiten lässt.

Den Körper positiv beeinflussen

Wer denkt, dass er nach dem Verzehr von einem Dutzend Austern vor Potenz nur so strotzt, hat nicht begriffen, worum es geht. Wenn Sie sich aber die Mühe machen, einige der angeblich triebfördernden Mittel näher zu betrachten, werden Sie feststellen, dass es sich in erster Linie um Wirkstoffe handelt, die die Durchblutung fördern, die vitalisieren oder entspannen. Ingwer besitzt diese Eigenschaften: Er durchwärmt den Körper und fördert die Durchblutung des Bauchs und der Sexualorgane. Ingwer steht damit übrigens nicht allein, es gibt eine ganze Reihe von Nahrungsmitteln, Kräutern oder Gewürzen, die ähnliche Wirkungen entfalten können.

Aphrodisiaka sind keine Zaubermittel. Aber sie können dazu beitragen, eine entspannende Atmosphäre zu schaffen, Körper und Geist positiv zu stimmen und den Alltag hinter sich zu lassen. Ein solcher Rahmen gibt Raum für Aktivitäten, die sonst häufig dem Alltagsstress geopfert werden.

Kein Wundermittel …

Gerade im Bereich der Sexualität spielt die Einheit von Körper und Geist eine herausragende Rolle. Kräuter und Düfte können beflügeln, und eine liebevoll hergerichtete Umgebung sowie ansprechende Musik tun ein Übriges.

Natürlich macht der Verzehr von Lebensmitteln, Kräutern und Gewürzen mit aphrodisierender Wirkung niemanden zu einem besseren Liebhaber. Sie brauchen auch nicht zu befürchten, dass Sie nach deren Genuss sofort die Beherrschung verlieren. Allerdings ist es doch so, dass wir in der heutigen Zeit häufig gestresst nach einem arbeitsreichen Tag nach Hause kommen und nur noch faul, träge und – im wahrsten Sinne – lustlos sind. Da kann ein Wirkstoff, der dafür sorgt, dass wir zur Ruhe kommen und ausgeglichen werden, schon eine ganze Menge für eine innerliche Wandlung tun. Wenn dann noch die eine oder andere Zutat in einem stimmungsvollen Essen für Zwei bewirkt, dass die Lebensgeister wieder geweckt werden, ist der Weg für erotische Aktivitäten geebnet.

Weitere Aphrodisiaka	
Lebensmittel	**Wirkung**
Austern	Kräftigend
Basilikum	Durchblutungssteigernd, vitalisierend
Ingwer	Durchblutungssteigernd, erwärmend
Nelke	Entspannend
Paprika	Durchblutungssteigernd, vitalisierend
Petersilie	Reizend auf Blase und Sexualorgane, vitalisierend
Pfeffer	Durchblutungssteigernd
Safran	Enthemmend
Sellerie	Reizend auf Blase und Sexualorgane

... aber auch nicht ohne!

Lassen Sie Ihrer Phantasie einfach freien Lauf und kreieren Sie ein Liebesmahl, in dem einige der genannten Lebensmittel vorkommen. Stellen Sie eine Duftlampe mit einem schweren, erotisierenden Duft auf, zünden Sie Kerzen an. Decken Sie den Tisch liebevoll und richten Sie das Essen so an, dass nicht nur der Gaumen, sondern auch das Auge angeregt wird. Wer weiß, vielleicht werden Sie von einer ungeahnten Wirkung überrascht ...

Inhaltsstoffe des Ingwers

Ätherische Öle sind Aroma- und Geschmacksträger in Kräutern und Gewürzen. Im Gegensatz zu den fetten Ölen verflüchtigen sie sich beim Erwärmen, z. B. in einer Duftlampe.

Da der Mensch die wunderbare Wirkung und den würzigen Geschmack der Ingwerknolle schon seit langem schätzt, sind die Inhaltsstoffe ausführlich untersucht worden. Ähnlich wie bei den Kartoffeln dienen die Wurzelstöcke des Ingwers als Speicherorgane. Entsprechend weisen sie einen recht hohen Nährwert auf. So machen Kohlenhydrate in Form von Stärke mehr als die Hälfte des Gewichts aus. Die frisch geerntete Knolle besitzt außerdem einen recht hohen Wassergehalt. Weitere Inhaltsstoffe sind Fette, Eiweiße und Ballaststoffe. Ebenso findet man diverse Mineralstoffe wie Eisen, Phosphor und Kalzium sowie einige Vitamine.

Die vergleichsweise größte Bedeutung kommt allerdings den im Ingwer enthaltenen ätherischen Ölen zu. Sie sitzen in Sekretzellen direkt unter der Korkschicht, weshalb diese nach der Ernte stets sehr vorsichtig entfernt werden muss. Zahlreiche Ölzellen finden sich auch im Inneren der Wurzel. Die ätherischen Öle, auch Essenzen genannt, machen ungefähr drei Prozent der gesamten Inhaltsstoffe aus. Sie setzen sich aus über 30 einzelnen Substanzen zusammen. Schon daran sieht man, wie äußerst kompliziert die Chemie dieser Pflanze ist. Aufgabe der ätherischen Öle ist es vermutlich, die Mutterpflanze vor Schädlingen zu bewahren und Nutzinsekten anzuziehen. Darüber hinaus sorgen sie für den Duft und den Geschmack der Ingwerknolle. Man kann also sagen, dass die öligen Wirkstoffe den Charakter des Ingwers bestimmen.

Ätherische Öle des Ingwers

Gingerol ist in der Hauptsache dafür verantwortlich, dass Ingwer auf der Zunge ein Feuer entfachen kann.

● Zingiberen ist der Hauptbestandteil des ätherischen Ingweröls. Der Begriff steckt auch in dem lateinischen Namen des Ingwers, Zingiber officinale.

● Zineol hat einen Duft, der an Kampfer erinnert. Es kommt in geringer Menge im australischen Teebaumöl vor. Dort sollte man darauf achten, dass der Anteil möglichst unter sechs Prozent liegt. Eine höhere Konzentration kann bei Menschen mit empfindlicher Haut zu Reizungen führen. Bei Ingwer ist dieser Punkt jedoch aufgrund der geringen vorkommenden Menge an Zineol zu vernachlässigen.

● Terpineol findet man ebenfalls im Teebaumöl. Es kann dort sogar einen Anteil von 35 bis 40 Prozent ausmachen. Terpineol verfügt über eine starke Heilwirkung.

● Weitere ölige Bestandteile des Ingwers sind Kurkumen, Bisabolen, Pinen, Borneol, Kamphen, Geranial, Neral und Gingerol. Letzteres Öl ist ausschlaggebend für den scharfen Geschmack.

Andere Gewürze der Ingwerfamilie

Außer Ingwer gehören zu den Zingiberaceae noch weitere Ingwergewächse. Es sind Kurkuma, Galgant und Kardamom. Zum Würzen werden die Wurzelstöcke von Kurkuma und Galgant sowie die Samen von Kardamom verwendet. Allen vier Pflanzen ist gemeinsam, dass sie dem Essen eine scharf aromatische Note verleihen. Kaum eine asiatische Würzmischung, kaum ein Currypulver kommt ohne Ingwergewächse aus. Sie sind unverzichtbar für die asiatische Küche und tragen zum charakteristischen Geschmack ihrer Speisen bei.

Wer bereits von Ingwer begeistert ist, sollte auch einmal mit seinen Verwandten Kurkuma, Galgant und Kardamom würzen und ihre charakteristischen Noten schätzen lernen.

Kurkuma – »gelber Ingwer«

Kurkuma wird bei uns auch unter dem Namen Gelbwurz oder unter der englischen Bezeichnung Turmeric gehandelt und dient in erster Linie als Gewürz. Sie riecht ingwerähnlich und hat einen manchmal scharfen, oft brennenden Geschmack. Als Hauptbestandteil der meisten in Deutschland verkauften Currypulver sorgt die Gelbwurz für die intensive Färbung dieser Gewürzmischung. Darüber hinaus nutzen die Menschen der Herkunftsländer Indien, Türkei und Haiti Kurkuma auch als lichtechten Farbstoff für Seide und Baumwolle. Als Lebensmittelfarbe verstärkt das Gewürz die Tönung von Senf oder Käse. Auch als Heilmittel ist Kurkuma von nicht unerheblicher Bedeutung. In Indien kennt man sie schon lange als hervorragende Arznei für die empfindliche oder leicht verletzte Haut. Kurkuma bekämpft Bakterien und ist deshalb ein geeigneter Zusatzstoff für Reinigungsmittel. Außerdem wirkt sie keimtötend und stark entzündungshemmend. Innerlich wurde sie lange gegen Magenbeschwerden eingesetzt, insbesondere bei Völlegefühl nach den Mahlzeiten und gegen Blähungen.

Kurkuma eignet sich auch hervorragend gegen lästige Insekten. Sie mögen den Geruch, der von ihr ausgeht, gar nicht und halten sich fern.

Die indische Küche besticht besonders durch die Vielfalt an Gewürzen. Das bekannte Currypulver ist eine Mischung aus den unterschiedlichsten Gewürzen: u.a. aus Kreuzkümmel, Muskat, Kardamom, Koriander und natürlich Ingwer.

Galgant – »milder Ingwer«

Galgant wurde traditionell gegen Magenbeschwerden eingesetzt, insbesondere wenn sie mit Appetitlosigkeit einhergingen. Auch gegen die Seekrankheit hat er sich als äußerst wirkungsvoll erwiesen.

Galgant hat eine starke Ähnlichkeit mit Ingwer, die sich sowohl im Aussehen als auch im Geschmack bemerkbar macht. Das Gewürz ist daher auch als milder Ingwer bekannt. Seine Heimat ist China. In Deutschland und eigentlich in ganz Europa ist dieses äußerst gesunde Gewürz so gut wie gar nicht verbreitet. Allerdings ist es in Würzmischungen zu finden, z. B. in einigen Currypulvern. In dem bekannten indonesischen Reisgericht Nasi Goreng spielt Galgant als Gewürz eine charakteristische Rolle. Die Heilwirkung des Galgant ist der des Ingwer ähnlich. Entsprechend kann er bei Magenproblemen helfen. Ein aus Galgant zubereiteter Tee duftet süß und ist besonders bekömmlich.

Kardamom – »edler Ingwer«

Kardamom ist ein wirklich edles Gewürz. Das äußert sich leider auch im Preis, der dem von Safran und Vanille kaum nachsteht. Seine heilsamen Eigenschaften, die vor allem der Verdauung zugute kommen, und der süßlich scharfe Geschmack machen den eigentlichen Wert von Kardamom aus. In unseren Breitengraden nutzen wir die pulverisierten Samen in erster Linie für die Weihnachtsbäckerei. Er kann jedoch eine ganze Menge mehr. Ein Tee aus Kardamom und Kümmel beseitigt Blähungen sowie die damit verbundenen Leibschmerzen. Außerdem sollten Sie Fisch- und Fleischgerichte sowie Saucen aller Art mäßig mit Kardamom würzen. Das verfeinert den Geschmack und macht die Speisen leichter verdaulich. Die ayurvedische Medizin (siehe dazu auch Seite 37) sagt dem Gewürz nach, dass es den Geist und die Herztätigkeit anregt sowie Herz und Lungen stärkt. Es öffnet die Atmung und erfrischt den Atem. Zuletzt sei erwähnt, dass im Orient auch heute noch Kaffee mit den fein gemahlenen Samen verfeinert wird. Setzen Sie dem Kaffeepulver vor dem Aufbrühen doch mal einen Hauch Kardamom zu. Vielleicht werden Sie Ihren Kaffee nie mehr anders trinken.

Kardamom ist ein recht vielseitiges Gewürz, welches außerordentlich bekömmlich ist. Auch Kardamom kann zur Steigerung des Appetits sowie gegen Magenbeschwerden eingesetzt werden.

Ähnlich, aber nicht verwandt – Kalmus

Ackerwurz, Chalmis, Kolmes, Magenwurz und Schwerthenwurzel – der Volksmund kennt die verschiedensten Bezeichnungen für Kalmus, eine Staude, die auch als »deutscher Ingwer« bezeichnet wird. In Wirklichkeit ist diese Pflanze nicht mit dem Ingwer verwandt. Dennoch haben beide Pflanzen vieles gemeinsam. Kalmus stammt ursprünglich aus Ostasien. Seit Mitte des 16. Jahrhunderts ist er auch in Europa zu finden. Genau wie Ingwer braucht Kalmus ständig Feuchtigkeit, um zu gedeihen. Deshalb findet man ihn an Teichrändern, in Gräben, an fließenden Gewässern oder in Sumpfgebieten. Eine große Ausbeute kann der Sammler allerdings nicht erwarten. Im Sommer oder frühen Herbst wird der Wurzelstock aus der Erde genommen, gründlich gereinigt und meist geschält. Anschließend werden die Pflanzenteile in Stücke geschnitten und getrocknet. Den Wurzelstock kann man zum Würzen verwenden, vorrangig benutzt wird Kalmus jedoch als Heilmittel. Zur innerlichen Anwendung benutzt man ausschließlich geschälten Kalmus. Nur für Bäder eignet sich auch die ungeschälte Knolle.

Kalmus kann wie Ingwer zum Würzen von Obstspeisen verwendet oder kandiert genossen werden. Aufgrund der Heilwirkung seines ätherischen Öls wird er Magenbittern zugesetzt.

Kalmusblätter sind nicht nur ein Heil- und Gewürzmittel; auch als optischer Blickfang in einem Garten ist diese Pflanze eine Attraktion.

Gesund mit Ingwer

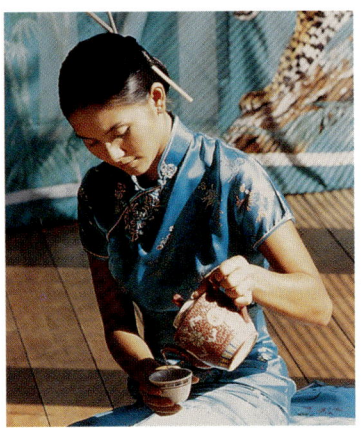

Die Teezeremonien in Asien gelten als ein wesentliches Kulturgut. Tee ist weit mehr als ein Nahrungsmittel: Das Teetrinken steht für Erwärmung, Kommunikation sowie Gesundheit.

Der griechische Arzt Pedanios Dioskurides verfasste im 1. Jahrhundert eine fünfbändige Arzneimittellehre mit dem Titel »De materia medica«, die mehr als anderthalb Jahrtausende das Nachschlagewerk für Arzneimittel schlechthin war. Darin wird Ingwer als Heilpflanze bei Magenbeschwerden und Verdauungsstörungen geführt. In der heutigen Zeit ist Ingwer weltweit offiziell. Das bedeutet, die Pflanze ist als arzneilicher Wirkstoff anerkannt und wird als solcher genutzt und natürlich vermarktet. Das ehemalige Bundesgesundheitsamt hat eine Studie herausgegeben, in der die positiven Eigenschaften aufgeführt sind. (Seit 1994 ist eine der drei Nachfolgebehörden zuständig: das Bundesinstitut für Arzneimittel- und Medizinprodukte.)

Qualitätsmindernde Herstellverfahren von Ingwerpulver

Da die Inhaltsstoffe des Wurzelstocks je nach Herkunftsland, Ernte und Verarbeitung deutlich verschieden sein können, ist es nicht erstaunlich, dass Produkte aus der Wurzel Qualitätsunterschiede aufweisen. Gerade bei der pulverisierten Form, die als solche angeboten oder zu Kapseln weiterverarbeitet wird, ist es für den Laien unmöglich, zu erkennen, welche Qualität ihm verkauft wird. Das Pulver kann auf verschiedenen Wegen »gestreckt« werden:

● Minderwertige Pflanzenteile werden nicht aussortiert, sondern ebenfalls zu Pulver verarbeitet und untergemischt.

● Um die kostbare Arzneipflanze doppelt zu nutzen, kann es vorkommen, dass die Wirkstoffe dem Wurzelstock bereits entzogen wurden, dieser neu gekalkt und anschließend zu Pulver verarbeitet wird. In einem so hergestellten Heilmittel wären »leere« Pflanzenteile enthalten.

Verwenden Sie nur hochwertigen Ingwer und wählen Sie Ihren Händler sorgfältig aus. Scheuen Sie sich nicht, nach Herkunft und Qualität zu fragen, vor allem wenn Sie Pulver kaufen.

● Möglicherweise sind Zusatzstoffe enthalten. Das kann beispielsweise fremde Stärke oder ein Bleichmittel sein.

Um diesen Gefahren aus dem Weg zu gehen, benutzen Sie am besten frischen, hochwertigen Ingwer oder erkundigen sich nach genauen Inhaltsstoffen eines angebotenen Fertigprodukts.

Ingwer als Arznei

Um als Heilmittel – egal ob in einer Apotheke, im Reformhaus oder auch im Supermarkt – angeboten zu werden, muss Ingwer bestimmten Vorschriften genügen, die im Deutschen Arzneibuch festgelegt sind. So wird ein bestimmter Mindestanteil an ätherischen Ölen gefordert. Sie können also sicher sein, dass die wirksamen Bestandteile des Ingwer enthalten sind, wenn Sie Ingwer als Arzneimittel kaufen.

Heilmittel aus Ingwer sind frei verkäuflich. Sie erkennen eine Arznei z. B. daran, dass die heilende Wirkung beschrieben wird und die Registriernummer auf der Verpackung steht.

Heilsame Wirkungen

Wissenschaftler, die sich mit Pflanzenheilkunde beschäftigen, haben Studien über die Wirksamkeit von Ingwer erstellt. Darin werden die genauen Inhaltsstoffe aufgeführt. Diese wurden isoliert und wiederum anhand zahlreicher Testreihen untersucht. Das Ergebnis ist eine Auflistung der heilsamen Eigenschaften, die die goldene Wurzel so wertvoll machen.

Gegen Schwindel und Erbrechen

Ingwer wirkt antiemetisch, d. h., er bekämpft Schwindelgefühl, Erbrechen und weitere Symptome der Reisekrankheit. Schon die Hongkong-Chinesen haben kleine Stückchen des Wurzelstocks während ihrer Arbeit auf den Booten gekaut. Inzwischen ist der Beweis erbracht, dass die Einnahme von Ingwer etwa eine halbe Stunde vor Abfahrt sowohl bei Schiffs- als auch bei Flugreisen hilfreich ist.

Die Reisekrankheit ist eine unangenehme Erscheinung, von der nicht nur Kinder betroffen sind. Ingwer beruhigt den Magen und verhindert die lästige Übelkeit sowie andere Symptome der Reisekrankheit.

Schutz vor Blutgerinnseln

Wenn sich durch Gerinnung innerhalb eines Gefäßes ein Blutpfropfen bildet, spricht man von Thrombose. Ingwer trägt dazu bei, die Bildung von Blutpfropfen zu verhindern, und bietet damit beispielsweise eine gute Ergänzung zum klassischen Thromboseschutz vor und nach einer Operation. Damit sich in den Beinvenen durch langes Liegen keine Gerinnsel bilden, bekommen bettlägerige Patienten Gummistrümpfe und häufig auch Heparin. Hier kann Ingwer als weiteres vorbeugendes Mittel eingesetzt werden. Er trägt ebenso wie die anderen Maßnahmen dazu bei, dass sich die gefährlichen Pfropfen, die sich lösen und schwere Schäden, wenn nicht sogar den Tod verursachen können, erst gar nicht bilden.

Blutpfropfen werden gefährlich, wenn sie sich lösen und mit dem Blutstrom verschleppt werden. Sie können in den immer enger werdenden Arterien stecken bleiben und das Gefäß verschließen. In Organen wie Herz, Lunge und Gehirn kann dies lebensbedrohlich sein.

Gegen Bakterien, Pilze und Würmer

Ingwer wirkt antibakteriell, d. h. er bekämpft Bakterien, die in den Körper eindringen und Krankheiten auslösen.

Von uns unbemerkt können im Körper aber auch die verschiedensten Pilze wachsen, von denen einige Beschwerden und ernsthafte Erkrankungen auslösen können. Ingwer hemmt das Wachstum von Pilzen und kann sie teilweise sogar abtöten.

Unter schlechten hygienischen Bedingungen kann es vorkommen, dass verschiedene Würmer in den menschlichen Organismus gelangen. Viele Arten siedeln sich im Darm an und verursachen von dort aus ernsthafte Erkrankungen des gesamten Körpers. Ingwer wirkt anthelmintisch, das bedeutet, dass er die Bekämpfung von Eingeweidewürmern unterstützt.

Schutz vor Zellveränderungen

Chemische Substanzen, hohe Temperaturen oder Strahlen wie beispielsweise Radioaktivität oder bestimmte UV-Strahlen können eine Veränderung der Zellen bewirken. Man spricht dabei von Mutation. Ingwer schützt die Zellen und kann derartige Veränderungen hemmen. Der Fachmann sagt, Ingwer wirkt antimutagen. Damit kann Ingwer auch vorbeugend gegen Krebs eingesetzt werden. Untersuchungen zeigen, dass Ingwer bei Tieren Hautkrebs entgegenwirken kann. Substanzen, die Krebs bekämpfen, nennt man antikanzerogen.

Stärkung des Immunsystems

Unser Immunsystem sorgt dafür, dass Krankheitserreger, die in den Körper eindringen, nicht gleich zu Krankheiten führen. Im gesamten Lebensverlauf lernt die körpereigene Abwehr krankheitsauslösende Substanzen kennen, um darauf mit Abwehrmaßnahmen zu reagieren. Sie wird geradezu trainiert. Ein über längere Zeit geschwächtes Abwehrsystem hat häufiges Unwohlsein und zahlreiche Erkrankungen zur Folge. Mit Ingwer stärken Sie Ihr Immunsystem.

In gewissem Umfang kann Ingwer auch Schmerzen lindern; er hemmt Entzündungen und sorgt dafür, dass Schwellungen zurückgehen.

Das Immunsystem ist ein wirksamer Schutzschild gegen vielerlei Angriffe auf den Organismus. Aber es will gehegt und gepflegt werden. Ingwer unterstützt die körpereigene Abwehr bei ihren natürlichen Aufgaben.

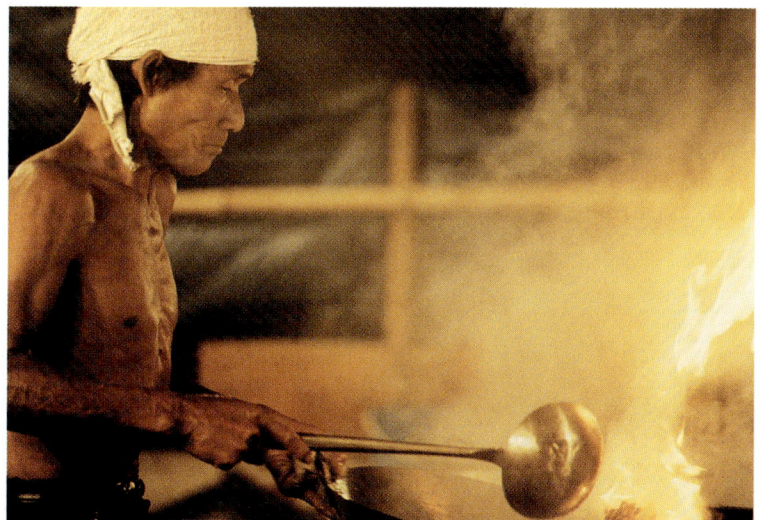

In chinesischen Imbissbuden, in denen über offenem Feuer auf der Straße Gerichte zubereitet werden, erhält man scharf gewürzte Speisen.

Steigerung der Speichel- und Magensaftproduktion

Ein wichtiger Vorgang für die Verdauung ist die Durchmischung der gut zerkleinerten Speisen mit Speichel und Magensaft. Der Rat, jeden Bissen 30-mal zu kauen, wird vor diesem Hintergrund auch einsichtig. Er zielt zwar auch auf die Zerkleinerung der Speisen, dient aber in erster Linie dazu, eine gute Durchmischung von Speisen und Speichel zu erreichen. Viele Verdauungsbeschwerden werden deutlich reduziert, wenn Speichel und Magensaft in großer Menge vorhanden sind. Ingwer sorgt mit seinen ätherischen Ölen und seinem charakteristischen Geschmack dafür, dass die Produktion dieser wichtigen Verdauungsflüssigkeiten angeregt wird. Gleichzeitig wirkt Ingwer aber auch diuretisch, d. h., er fördert die Ausleitung von Wasser über den Urin und trägt so dazu bei, dass die Ausscheidung von Giften und Abfallstoffen funktioniert.

Kinder werden oft ausgeschimpft, weil sie gedankenverloren jeden Bissen im Mund von einer Seite auf die andere schieben und anscheinend überhaupt nicht mit der Mahlzeit fertig werden. Aber sie machen es genau richtig, denn so wird genügend Speichel untergemischt.

Praktische Anwendungsmöglichkeiten

Reisekrankheit

Viele Menschen – insbesondere Kinder – vertragen lange Autofahrten nur schlecht. Ihnen wird übel, sie fühlen sich schwindelig und häufig müssen sie auch erbrechen. Die Reisekrankheit, die sich in all diesen Symptomen äußert, kann hervorragend mit Ingwer bekämpft werden. Karibische und chinesische Fischer machen es uns seit langem vor. Sie kauen ein Stückchen Ingwerwurzel, bevor sie aufs Meer hinausfahren. Sie können es genauso machen. Wenn Ihnen der pure Geschmack zu intensiv ist, gibt es natürlich auch Alternativen. Trinken Sie eine halbe Stunde vor Reiseantritt einen Ingwertee oder geben Sie Ihrem Mineralwasser etwas Ingwer zu. Kandierter Ingwer eignet sich für diese Anwendung weniger gut, denn die wertvollen ätherischen

Öle sind darin nur noch in verschwindend geringer Menge enthalten. Sie aber sind größtenteils für die Wirkung verantwortlich. Wer Ingwer dennoch als süße Nascherei zu sich nehmen will, kann statt kandierter Würfel Obstsalat, Joghurt oder eine Quarkspeise mit geriebenem Ingwer würzen. Wenn Sie sich mit dem Geschmack gar nicht anfreunden können, gibt es immerhin noch Kapseln zum Einnehmen.

Erkältungskrankheiten

Husten, Schnupfen, Kopf- und Gliederschmerzen – damit kündigt sich nicht selten eine Erkältung an. Gerade im Frühjahr oder Herbst, wenn der Körper häufigen Temperaturschwankungen ausgesetzt ist, haben wir damit zu tun. Die beste Vorbeugung ist ein kräftiges Immunsystem. Sie stimulieren und stärken Ihre körpereigene Abwehr, wenn Sie zu jeder Jahreszeit frische Luft tanken und Ihren Kreislauf in Schwung bringen. Ernähren Sie sich ausgewogen mit viel frischem, vitaminreichem Gemüse und Obst. Auch regelmäßige Besuche in der Sauna sind äußerst sinnvoll. Ingwer ergänzt Ihr Fitnessprogramm fürs Immunsystem ideal. Er stärkt die Abwehr, belebt die Organe und fördert schon in kleinen Mengen die Wärmebildung des Körpers. Ihre Blutgefäße weiten sich und Sie beginnen zu schwitzen. Bei ersten Anzeichen einer Erkältung oder Grippe bekommt man in Indien oder Sri Lanka lauwarmes Gingerbeer. Heißer Ingwertee hat die gleiche Wirkung und kann leicht aus frischem, getrocknetem oder pulverisiertem Ingwer hergestellt werden.

Wenn sich die ersten Anzeichen einer Erkältung bemerkbar machen, kann ein Glas Ingwertee Wunder tun und die Krankheit gleich im Keim ersticken.

Halsschmerzen

Reizungen oder Entzündungen im Bereich von Hals und Rachen treten häufig als Begleiterscheinung einer Erkältung auf oder kündigen sie an. Gurgeln Sie schon beim ersten Kratzen mit Ingwer. Bereiten Sie sich einen Tee zu und spülen Sie Mund, Rachen und Hals damit kräftig aus.

Frostbeulen

Menschen mit überempfindlichen Gefäßen können bei sehr kaltem und nassem Wetter Frostbeulen bekommen. Das sind rot oder blau schimmernde Schwellungen, die jucken und schmerzen. In erster Linie sollten Sie dafür sorgen, dass der Körper insgesamt aufgewärmt wird. Dafür ist ein dampfender Ingwertee wie geschaffen. Wickeln Sie sich am besten in eine Decke, während Sie den Tee trinken. Zusätzlich können Sie die betroffenen Hautpartien mit Ingwerumschlägen behandeln. Das regt die Durchblutung an und kann zunächst dazu führen, dass sich die Symptome verstärken. Kurz darauf können Sie jedoch eine rasche Besserung feststellen.

Verwechseln Sie aber harmlose Frostbeulen auf keinen Fall mit Erfrierungen. Damit muss man äußerst behutsam umgehen; vor allem darf der Körper nicht zu schnell erwärmt werden. Wenden Sie sich im Zweifel an Ihren Arzt oder Heilpraktiker.

Frostbeulen bekommt nicht jeder. Es muss schon eine besondere Empfindlichkeit vorliegen. Wichtig ist es, sich schon im Vorfeld durch entsprechende Kleidung zu schützen.

Herz-Kreislauf-Beschwerden

Das Blut in unserem Körper ist ständig in Bewegung. Es versorgt auch die kleinste Zelle mit Sauerstoff und Nährstoffen und befreit sie von Schlacken und Kohlendioxid. In der Lunge wird es anschließend wieder mit Sauerstoff aufgetankt. Dafür muss es nicht nur einen langen Weg zurücklegen, sondern auch durch teilweise sehr enge Gefäße gelangen. Damit dieser Kreislauf stets funktioniert, übt das Herz einen gewissen Druck aus, den so genannten Blutdruck.

Viele Menschen leiden unter zu hohem Blutdruck. Auf Dauer ist das nicht nur lästig, sondern wirklich gefährlich, denn das Herz leistet ständig Schwerstarbeit. Die Ursache können verengte Gefäße sein. Ingwer wirkt hier zweifach. Zum einen sorgen seine Wirkstoffe dafür, dass die Gefäße sich weiten – das Blut kann leichter fließen und das Herz wird entlastet. Zum anderen wurde in einer japanischen Studie entdeckt, dass der Ingwer den Herzmuskel stimuliert und seine Kontraktion fördert. Das Herz schlägt dadurch kräftiger und langsamer und wird so zusätzlich entlastet.

Kopfschmerzen

Streng genommen sind Kopfschmerzen keine Krankheit, sondern ein Symptom. Sie zeigen an, dass etwas im Körper nicht in Ordnung ist. Vielleicht leidet er kurzfristig Mangel an bestimmten Nährstoffen. Wer beispielsweise stark schwitzt, aber nicht genügend trinkt, kann den entstehenden Mineralstoffbedarf schmerzhaft zu spüren bekommen. Vor dem Griff zur Tablette sollte man erstmal darüber nachdenken, worauf die Kopfschmerzen wohl hindeuten könnten. Mögliche Mangelerscheinungen lassen sich durch einen kleinen Imbiss oder ein Getränk ausgleichen. Regelmäßige Beschwerden sollten durch einen Arzt abgeklärt werden, denn Kopfschmerz kann auch das Symptom einer ernsthaften Erkrankung sein. Treten Kopfschmerzen nur selten auf, können in vielen Fällen natürliche Methoden helfen. Sie ersparen häufig die Einnahme von Medikamenten.

Ingwer- und Pfefferminzöl sind ein starkes Team gegen Kopfschmerzen. Sie können in eine Duftlampe oder auf einen kalten Umschlag gegeben werden. Bei Kopfschmerzen sollten grelles Licht und Lärm gemieden werden.

Ingwerrezept gegen Kopfschmerzen

Verrühren Sie einen Teelöffel Ingwerpulver mit etwas warmem Wasser, so dass daraus eine streichfähige Paste entsteht, und tragen Sie diese auf Stirn und Schläfen auf. Auf der Haut kann sich ein leichtes Brennen entwickeln, das ganz normal ist. Es entstehen keine Hautschäden. Wer nicht empfindlich ist, kann der Paste zusätzlich einen Tropfen Pfefferminzöl zufügen. Eine Studie der Kieler Universität besagt, dass dieses ätherische Öl ebenfalls äußerst wirksam gegen Kopfschmerz ist. Aus eigenen Erfahrungen kann ich bestätigen, dass die Kombination unschlagbar ist. Tragen Sie sie auf, und legen Sie sich mit geschlossenen Augen eine halbe Stunde hin. In den meisten Fällen wird es Ihnen anschließend erheblich besser gehen.

Durchblutungsstörungen

Wie geschildert sorgt Ingwer dafür, dass Gefäße sich weiten. In Bezug auf Durchblutungsstörungen haben die Inhaltsstoffe der Pflanze eine weitere positive Eigenschaft. So wurde bereits nachgewiesen, dass sie die Blutgerinnung deutlich verlangsamen können. Besonders bei Menschen, deren Blut zu schnell gerinnt, kann diese Fähigkeit wunderbar genutzt werden. Mit der Einnahme von Ingwer beugt man der Bildung von Gerinnseln und damit der Gefahr eines Herzinfarkts vor.

Magenbeschwerden und Verdauungsprobleme

Verdauungsbeschwerden sind typisch für die heutige Zeit. Falsche Essgewohnheiten tragen nicht unerheblich dazu bei. Langsames Essen führt dazu, dass die Nahrung gut mit Verdauungssäften vermischt werden kann und bekömmlicher wird.

Verdauungsschwierigkeiten gehören zu den häufigsten Zivilisationskrankheiten. Während früher körperliche Arbeit an der Tagesordnung war, können die meisten Aufgaben heute sitzend erledigt werden. In der Freizeit sitzen viele Menschen vor dem Fernseher – Bewegung wird zum Ausnahmezustand. Hinzu kommt eine nicht besonders ausgewogene Ernährung. Wenn Fertigprodukte regelmäßig auf dem Speiseplan stehen, diese nicht ausreichend durch Frischkost ergänzt werden und auch nicht viel getrunken wird, kann es zu Magenbeschwerden, Völlegefühl und Verdauungsbeschwerden bis hin zur Verstopfung kommen. Haben auch Sie damit zu kämpfen, sollten Sie Ihre Ernährung kritisch überprüfen. Essen Sie ballaststoffreich mit viel Vollkornprodukten, Gemüse und Obst. Trinken Sie pro Tag mindestens zwei Liter energiearme Getränke wie Mineralwasser, Kräutertee und verdünnte Obstsäfte. Abhilfe bei akuten Beschwerden schafft Ingwer. Er wirkt besser als so manches Abführmittel und ist zudem frei von Nebenwirkungen. Die Inhaltsstoffe wirken krampflösend und entspannen die glatte Muskulatur des Verdauungstraktes. Dadurch wird der gesamte Magen entspannt und besser durchblutet. Das Ergebnis: Die aufgenommene Nahrung wird leichter verdaut, und gleichzeitig beugen Sie Magenreizungen vor.

Blähungen

Während der Verdauung können sich im Darm Gase bilden. Das ist weder schädlich noch krankhaft. Je nachdem, welche Nahrungsmittel gegessen wurden, können auch verstärkt Gase entstehen und sich in Form von Blähungen bemerkbar machen. So führt z. B. Kohl bei vielen Menschen zu diesen Begleiterscheinungen. Auch wenn es sich hierbei nicht um eine Krankheit handelt, können Blähungen erhebliche Beschwerden verursachen. Wer das Ablassen der Gase lange Zeit unterdrücken muss, bekommt Schmerzen, die vom Unterbauch bis hinauf zum Magen spürbar sein können. Ingwer hilft, weil er entstehende Verkrampfungen löst und die Verdauung unterstützt.

Lebensmittel oder Speisen, die bekanntermaßen blähende Wirkungen zeigen können, sind unter anderem Kohl, Hülsenfüchte, Zwiebeln, frisches Brot, Gurkensalat und Frittiertes.

Entgiftung

Vereinfacht gesagt spielt sich beim Stoffwechsel Folgendes ab: Zellen werden mit Nährstoffen versorgt, Abfallstoffe werden aus den Zellen aufgenommen und abtransportiert. Nicht immer können allerdings alle Nährstoffe an die Zellen abgegeben werden. Ebenso können einige Abfallprodukte oder Giftstoffe nicht immer komplett ausgeschieden werden. Auf Dauer sammeln sich so schädliche Schlacken im Körper, die zu Beschwerden führen können. Eine gesunde Lebensweise mit ausgewogener Ernährung und ausreichender Bewegung kann die Ansammlung solcher Stoffwechselabfälle einschränken. Viele Menschen schwören zusätzlich auf die unterschiedlichsten Entschlackungskuren, die sie ein- bis zweimal im Jahr durchführen. Eine wirklich einfache Kur zur Entgiftung können Sie mit Ingwer machen. Die Knolle steigert nämlich die so genannte Thermogenese, also die Wärmebildung. Dadurch kommen Sie richtig ins Schwitzen und scheiden mit dem Schweiß Giftstoffe über die Haut aus. Noch wichtiger ist, dass die Harnausscheidung durch Ingwer erhöht wird, denn gerade in Bezug auf die Entgiftung leisten die Nieren einen unverzichtbaren Beitrag.

Schlacken, die nicht aus dem Gewebe heraustransportiert werden, können unter anderem als unschöne Zellulitis sichtbar werden. Sie können aber auch zu schmerzhaften und langwierigen Erkrankungen führen.

Rheumatische Erkrankungen

Vielleicht wundert es Sie, dass hier nicht einfach von »Rheuma« die Rede ist. Die Beschwerdebilder, die unter diesem Begriff zusammengefasst werden, sind jedoch zu unterschiedlich und können die verschiedensten Körperteile betreffen, als dass man es sich so leicht machen dürfte. In erster Linie handelt es sich bei diesen Erkrankungen um Entzündungen in Knorpeln, Sehnen und Sehnenscheiden. Allerdings leiden auch viele Patienten unter dem so genannten Gelenk- oder Weichteilrheumatismus mit Schmerzen im Bewegungsapparat, die so stark sein können, dass der Betroffene ein befallenes Gelenk oder einen Muskel vorübergehend nicht mehr benutzen kann. Ingwer hemmt die Entzündung und löst Verkrampfungen. Außerdem scheint er in vielen Fällen auch die Schmerzen zu lindern. Diese Eigenschaften machen ihn als Heilpflanze für Rheumapatienten attraktiv. Hinzu kommt, dass die von Ingwer erzeugte innere Wärme als angenehm und lindernd empfunden wird.

Krebserkrankungen

Die Behandlung einer Krebserkrankung gehört natürlich in die Hand eines erfahrenen Arztes. Daneben ist aber alles, was einem selbst gut tut, ein wichtiger Schritt auf dem Weg zur Heilung.

Von einer Pflanze zu behaupten, sie könne Krebs bekämpfen oder davor schützen, ist äußerst heikel. Schließlich gibt es über 100 verschiedene Krebsarten, deren Ursachen nur teilweise bekannt sind. Unter Krebs versteht man eine unkontrollierte Wucherung von Gewebe. Sie beginnt zunächst mit Veränderungen in der Erbinformation einer Zelle, die zu einer so starken Schädigung führen, dass die Eigenschaften und Fähigkeiten der ursprünglichen Zelle verloren gehen. Wächst die Tumorzelle weiter, wird nach und nach der Aufbau des betroffenen Organs und dessen Funktionsfähigkeit erheblich gestört. Das kann so weit gehen, dass das Organ schließlich vollständig zerstört wird. Es ist klar, dass ein frühzeitiges Eingreifen in das ungeordnete Zellwachstum die besten Heilungschancen verspricht. Außerdem kann man sich leicht vorstellen, dass Wirkstoffe, die das weitere Gedeihen von geschädigten Zellen hemmen, die Krankheit im Keim ersticken oder zumindest ihren Verlauf verlangsamen. So ist auch die Wirkung von Ingwer zu erklären. In Tests mit Mäusen wurde herausgefunden, dass eine bestimmte Ingwersorte aus Thailand das Wachstum von Krebszellen stoppt. Andere Studien kamen zu dem Ergebnis, dass Ingweröl vor Hautkrebs schützen kann. Auch sie wurden an Mäusen durchgeführt. Die Tiere wurden mit einer Chemikalie in Kontakt gebracht, die dafür bekannt ist, Hautkrebs zu verursachen. Nach einer bestimmten Zeit suchten die Wissenschaftler nach Anzeichen dafür, dass die Krankheit sich allmählich entwickeln würde. Doch diese Hinweise waren gar nicht oder nur in extrem geringem Maß zu finden.

Heilmittel aus Ingwer

Wenn Sie im Reformhaus nach Heilmitteln aus Ingwer fragen, wird man Ihnen in erster Linie Kapseln anbieten. Die wirksamen Pflanzenteile sind hier in Pulverform enthalten. Eventuell werden Sie auch Ingweröl bekommen. Sofern es sich bei den Produkten um Arzneimittel handelt, ist die Qualität durch die gesetzlichen Herstellungsanforderungen gesichert.

Generell sollten Sie jedoch immer frischen, rohen Ingwer vorziehen. Sie können ihn beispielsweise einfach in Ihre Speisen reiben, aber auch Ihre eigenen Arzneien daraus herstellen.

Qualitätsmerkmal Schärfe

Wo, von wem und in welcher Form Ihnen Ingwer auch angeboten wird – es gibt einen Anhaltspunkt, der Sie mit einiger Gewissheit erkennen lässt, ob die gewünschten Wirkstoffe noch enthalten sind: die Schärfe. Die gleichen Stoffe, die den scharfen Geschmack verursachen, sind nämlich auch für die hervorragenden medizinischen Eigenschaften zuständig.

Frischer Ingwer ist allen anderen Zubereitungen vorzuziehen. Je jünger er ist, um so milder ist er auch. Das ist besonders wichtig für die Zubereitung von Tee, der bei Verwendung älterer Knollen unangenehm scharf werden kann.

Ingwertee

Tee stellen Sie ganz einfach her, indem Sie einige dünne Scheiben des Wurzelstocks mit heißem Wasser übergießen. Lassen Sie den Aufguss etwa zehn Minuten ziehen, und gießen Sie die Flüssigkeit dann durch ein Sieb. Wie viele Tees sollte auch diese Zubereitung so heiß wie möglich getrunken werden. Ingwertee darf nach Geschmack gesüßt werden, z. B. mit Honig.

Erkältungstee mit Ingwer

In Kombination mit Zitrone eignet sich Ingwer besonders zur Behandlung von Erkältungskrankheiten. Pressen Sie eine halbe Zitrone und geben Sie den Saft in eine Tasse. Reiben Sie ein kleines Stückchen Ingwer und geben Sie das zerriebene Fruchtfleisch zum Zitronensaft. Diese Mischung übergießen Sie mit heißem Wasser. Schmecken Sie den Tee mit Honig ab und trinken Sie ihn möglichst heiß. Die Wirkstoffe des Ingwers kombiniert mit den Vitaminen der Zitrone sind ein ideales Mittel, um Erkältungen schon bei den ersten Anzeichen zu behandeln.

Wenn Sie den geriebenen Ingwer nicht mittrinken mögen, können Sie auch einen Tee aus geriebenem Ingwer oder aus Scheiben herstellen. Nachdem er zehn Minuten gezogen hat, wird der Tee abgeseiht. Geben Sie anschließend den frischen Zitronensaft und nach Geschmack den Honig hinzu.

In vielen der derzeit beliebten Yogi-Tees ist ebenfalls Ingwer enthalten. Sie werden vor allem in Reformhäusern angeboten.

Tee aus getrocknetem Ingwer

Wenn Sie nur getrockneten Ingwer oder Ingwerpulver zur Hand haben, können Sie auch daraus einen Tee zubereiten. Geben Sie dazu einen Teelöffel Pulver oder getrockneten Wurzelstock in eine Tasse Wasser. Die Mischung wird etwa zehn Minuten gekocht. Nach dem Abseihen kann der Tee nach Geschmack gesüßt werden. Er sollte ebenfalls so heiß wie möglich getrunken werden.

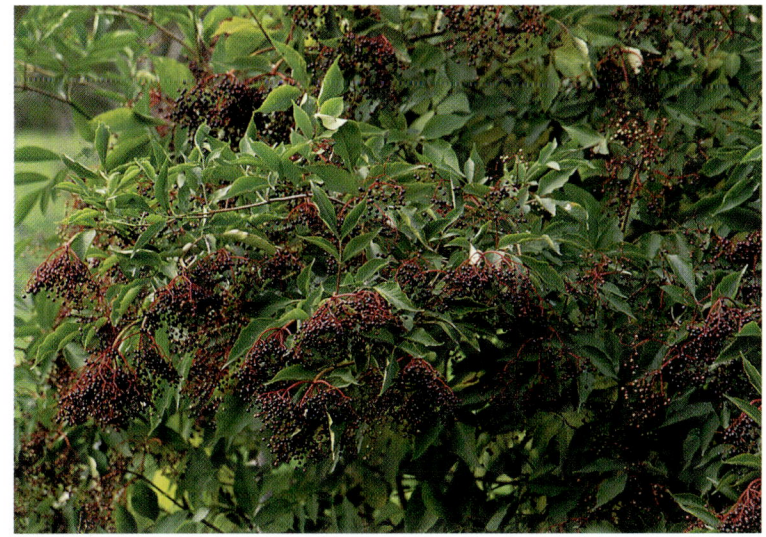

Herstellen einer Kompresse

Sie können den Sud für eine Kompresse wie Tee zubereiten. Einziger Unterschied ist, dass eine wesentlich größere Menge Ingwer verwendet wird. Reiben Sie ein Wurzelstück von etwa 150 bis 200 Gramm, übergießen Sie es mit heißem Wasser und lassen Sie die Mischung 10 bis 15 Minuten ziehen. Das Wasser sollte sich leicht gelblich färben. Nun tauchen Sie ein Baumwolltuch hinein, wringen es kurz aus und legen es so heiß wie möglich auf die betroffene Hautstelle. Ein zweites trockenes Tuch wird um die Auflage gewickelt, um zu verhindern, dass kleine Ingwerstückchen abbröckeln. Wer sich an den geriebenen Fasern auf der Haut stört, kann den Sud auch vorher absieben.

Gegen Muskel- und Gelenkschmerzen

Eine Ingwerkompresse hilft, wenn Sie unter Gelenk- oder Muskelschmerzen leiden. Die Wärme wird als angenehm empfunden, die Durchblutung wird angeregt. Außerdem lindert Ingwer die Schmerzen. Auch bei Hautausschlägen oder Insektenstichen

Kompressen wirken in zweifacher Hinsicht. Sie wärmen und bringen gleichzeitig die Wirkstoffe des Ingwers auf die Haut. Ingwer kann in Kompressen auch gut mit anderen ätherischen Ölen kombiniert werden. Passende Kombinationen lassen sich gegen vielerlei Beschwerden finden.

31

ist eine solche Auflage geeignet. Die Wirkstoffe verhindern, dass eine Entzündung entsteht. Bei offenen Wunden sollten Sie auf die Anwendung von Ingwer allerdings verzichten, denn dann ist es nicht wünschenswert, dass die Durchblutung verstärkt und gleichzeitig die Blutgerinnung verlangsamt wird.

Gelungene Kombination – Ingwer und Holunder

Holunder wächst an Wald- und Feldrändern. Nutzen Sie einen Spaziergang in der warmen Jahreszeit, um einen Vorrat an Holunderblättern zu sammeln und für die Verwendung im Winter zu trocknen.

Sowohl bei Ekzemen und Insektenstichen als auch bei Beschwerden im Bewegungsapparat bietet sich die Anwendung von Wirkstoffkombinationen an. Als besonders erfolgreich hat sich die Kombination von Ingwer und Holunder erwiesen. Pflücken Sie eine Hand voll Holunderblätter und geben Sie diese zum geriebenen Ingwer, bevor Sie das heiße Wasser darüber gießen. In den Blättern des Holunderstrauchs sind ätherische Öle und Gerbsäuren enthalten, die die Haut schützen und ebenfalls helfen, Schmerzen zu lindern.

Tinktur

Eine Tinktur ist ein alkoholischer Auszug. Durch den Alkohol lassen sich die heilsamen Wirkstoffe sehr gut und in besonders großen Umfang aus der Pflanze lösen. So erhält man eine hochkonzentrierte Flüssigkeit, mit der beispielsweise schmerzende Muskeln und Gelenke behandelt werden können. Auch die Einnahme einer Tinktur ist denkbar. Wegen der starken Wirkstoffkonzentration und des hohen Alkoholgehalts muss das allerdings besonders vorsichtig geschehen. Fragen Sie im Zweifelsfall einen Heilpraktiker oder Arzt, wenn Sie Ingwertinktur einnehmen möchten.

Um eine Ingwertinktur herzustellen, reibt man 300 Gramm frischen Ingwer in ein verschließbares Gefäß und übergießt ihn mit einem halben Liter 30-prozentigem Alkohol. Das Gefäß sollte zwei bis drei Wochen an einem warmen Platz stehen. Während dieser Zeit schütteln Sie die Mischung immer wieder mal kräftig durch. Nach zwei bis drei Wochen gießen Sie den nun mit den Wirkstoffen des Ingwers angereicherten Alkohol durch ein Sieb ab. Bewahren Sie den alkoholischen Auszug am besten in einer dunklen Glasflasche auf. Er ist sehr lange haltbar. Den verbleibenden Bodensatz können Sie durch ein sauberes Baumwolltuch filtern, um auf diese Weise möglichst viel Tinktur zu gewinnen.

Hühnerbrühe

Sicher kennen Sie das auch – nach oder während einer längeren Erkrankung fühlt man sich schlapp und hat keinen Hunger. Der Körper ist geschwächt und der Appetit vermindert. Der Kranke isst nur ganz wenig, und so bekommt der Körper nicht genügend Nährstoffe, die er gerade jetzt so dringend benötigt. Das führt dazu, dass der Organismus sich nur schwer erholen kann. Um schneller wieder auf die Beine zu kommen, macht man deshalb gerne die klassische Hühnerbrühe. Das in ihr enthaltene Hühnereiweiß sorgt dafür, dass wir schneller wieder zu Kräften kommen. Würzt man die Suppe mit einem Teelöffel geriebenem Ingwer, werden verstärkt Speichel und Magensaft produziert – das fördert den Appetit. Hinzu kommt, dass diese Suppe besonders gut verträglich ist. Jegliche Reizungen durch die Nahrungsaufnahme, beispielsweise nach einer Magen-Darm-Grippe, werden vermieden.

Eine gute Brühe ist Balsam für den Körper und bringt Kranke schnell wieder auf die Beine. Was Großmutter mit Erfolg anwendete, ist auch heute noch hilfreich. Natürlich sollte die Brühe selbst gekocht sein und nicht aus einem aufgelösten Pulver stammen.

Klinische Studien und Experimente

Skeptiker behaupten ja, dass die Heilwirkung von Pflanzen und deren natürlichen Substanzen lediglich eingebildet sei. Sie glauben nicht, dass man beispielsweise mit Holunder, dem Öl des australischen Teebaums oder eben Ingwer Beschwerden lindern oder sogar vollständig beseitigen kann. Sie sagen, dass sich die

Verfechter der Naturheilkunde eine Besserung nur einreden, obwohl diese faktisch nicht vorhanden sei. Einige stellen die Pflanzenkunde sogar auf eine Stufe mit Aberglauben oder qualifizieren sie als esoterischen Hokuspokus ab. Halten Sie den Zweiflern entgegen, dass die Medikamente, die heute in der Schulmedizin angewendet werden, zum allergrößten Teil auf Wirkstoffe zurückgehen, die ursprünglich in Pflanzen gefunden wurden, inzwischen aber isoliert und künstlich hergestellt werden.

Ingwer ist längst aus der Riege der wahrscheinlich wirksamen Pflanzen herausgetreten. Seine Heilwirkung wurde in vielen Experimenten und Studien nachgewiesen und ist unumstritten.

Der ganzheitliche Ansatz

Man sollte auch nicht nur die Symptome einer Krankheit sehen und bekämpfen, sondern stets das Zusammenspiel von Körper und Geist im Auge behalten. Da macht es schon einen großen Unterschied, ob man bei einer nahenden Erkältung in den Medikamentenschrank greift, etwas schluckt und sich anschließend wieder der Alltagsroutine zuwendet, oder ob man sich beispielsweie einen Ingwertee zubereitet. Schon der Duft wirkt äußerst positiv und wohltuend. Durch die Zubereitungszeit und das langsame schluckweise Trinken ist man gezwungen, wenigstens eine kleine Pause zu machen und kurz abzuschalten. Glauben Sie nicht auch, dass diese Variante Ihrem Körper mehr Kraft geben kann?

Experiment mit der Reisekrankheit

Wer sich vor der praktischen Anwendung von Ingwer erst theoretisch von seinen Qualitäten überzeugen muss, sollte sich mit den folgenden klinischen Studien und Experimenten beschäftigen. 1982 teilte man 36 Studenten, die alle stark anfällig für die Reisekrankheit waren, in drei Gruppen ein. Eine Gruppe bekam Kapseln mit Ingwerpulver, der zweiten wurde ein so genanntes Antihistaminikum verabreicht. Diese Substanz bekämpft das Stoffwechselprodukt Histamin, das u. a. dafür sorgt, dass sich die Muskulatur – in diesem Fall des Magens – zusammenzieht.

Die dritte Gruppe erhielt ein Plazebo, also ein Scheinmedikament, das absolut wirkungslos ist. Knapp eine halbe Stunde nach der Einnahme des jeweiligen Präparats wurden die Studenten mit verbundenen Augen auf Drehstühle gesetzt. Diese drehten sich mit Hilfe eines Motors maximal sechs Minuten. Die Probanden sollten besonders auf Probleme im Bereich von Magen und Darm achten. Testpersonen, die ein Plazebo bekommen hatten, äußerten als erste Beschwerden. Sie hielten es im Durchschnitt nicht einmal zwei Minuten auf dem Drehstuhl aus. Die Gruppe, die das Antihistaminikum eingenommen hatte, hielt schon länger durch. Durchschnittlich blieben diese Studenten etwa drei Minuten sitzen. Erst danach gaben sie wegen der auftretenden Beschwerden auf. Die Gruppe, die Ingwerkapseln erhalten hatte, überstand den Versuch am besten. Fast alle hielten die vollen sechs Minuten durch. Übelkeit oder sonstiges Unwohlsein wurde in dieser Gruppe nur in äußerst geringem Maße beobachtet.

Eine 1988 durchgeführte Studie, bei der man 79 dänische Marinekadetten auf die Drehstühle setzte, zeigt die gleiche überzeugende Wirkung. Symptome wie Erbrechen und Schweißausbrüche konnten deutlich gemindert werden.

Eine weitere Untersuchung hat ergeben, dass Ingwer direkt auf den Magen-Darm-Bereich wirkt, nicht aber auf das zentrale Nervensystem. Bei Probanden im rotierenden Drehstuhl hielten sich Übelkeit und Erbrechen in Grenzen. Die Fähigkeit, bestimmte Kopf- oder Augenbewegungen durchzuführen, wurde jedoch nicht verbessert.

Mit Ingwer gegen Erbrechen

In einem Tierversuch verabreichte man Mäusen, Fröschen und Leoparden den in Ingwer enthaltenen Wirkstoff Gingerol. Anschließend provozierte man das Erbrechen der Versuchstiere durch die Gabe von zwei unterschiedlichen Chemikalien. Das Ergebnis war eindeutig: Keines der Tiere musste erbrechen.

Wer als Beifahrer Ingwer eingenommen hat, um sich vor der unangenehmen Reisekrankheit zu schützen, braucht keine Sorgen zu haben, wenn er den Fahrer ablöst. Ingwer beeinflusst zwar den Magen-Darm-Trakt, nicht aber das zentrale Nervensystem. Er mindert also die Fahrtüchtigkeit nicht.

Heilwirkung von Kalmus

Zwar eignet sich Kalmus auch als Ingwerersatz zum Würzen von Speisen und Gebäck, jedoch sind seine gesundheitsfördernden Eigenschaften wesentlich interessanter. Besonders Menschen mit einem so genannten Reizmagen ist er zu empfehlen. Beschwerden wie Übelkeit, Aufstoßen, Appetitlosigkeit und Erbrechen können mit Kalmus äußerst wirkungsvoll und dauerhaft behandelt werden.

Obwohl Kalmus manchmal als »deutscher Ingwer« bezeichnet wird, gehört er nicht zur Familie der Ingwergewächse, sondern zu den Aronstabgewächsen. Traditionell wurde die im Herbst gesammelte Wurzel gegen Magen-Darm-Beschwerden sowie zur Stärkung der Galle eingesetzt. Wegen ihrer Wirkung auf das zentrale Nervensystem ist die Pflanze allerdings nicht unumstritten.

Die Kalmuskur

Ratsam ist eine Kur mit zwei Tassen Kalmustee täglich.
● Den Wurzelstock klein schneiden. Einen Teelöffel davon mit kochendem Wasser übergießen und zehn Minuten ziehen lassen. Abseihen und abkühlen lassen. Den Tee lauwarm trinken. Ergänzend sind zur allgemeinen Kräftigung und bei Erschöpfungszuständen Bäder geeignet.
● Für ein Vollbad kochen Sie 100 Gramm Kalmuswurzel mit einem Liter Wasser auf. Die Flüssigkeit abseihen und dem Vollbad zufügen.

Hilfe bei Zahnfleischbluten

Zur Festigung des Zahnfleischs kauen einige Völker kleine rohe Wurzelstücke. Wegen des intensiven Geschmacks ist diese Anwendung jedoch mehr als gewöhnungsbedürftig. Hinzu kommt, dass die Kalmuswurzel Beta-Asaron enthält. Dieses Halluzinogen ruft, in größeren Mengen eingenommen, Rauschzustände hervor, die mit denen des LSD vergleichbar sind. Einige Fachleute meinen, dass der Stoff nur in Wildpflanzen vorkommt, andere glauben, dass der Anteil in europäischem Kalmus verschwindend gering ist. Zur Sicherheit sollten Sie nur eine zeitlich begrenzte Kur mit der Wurzel durchführen. Schwangere sollten generell auf die Verwendung verzichten.

Tipps aus der ayurvedischen Medizin

Ayurveda ist eine indische Wissenschaft. Sie beschäftigt sich mit dem Zusammenhalt von Körper und Sinnen, Geist und Seele. Ayurvedische Medizin befasst sich nicht nur mit der Behandlung und Überwindung von Krankheiten, sondern vor allem auch mit der Förderung und Steigerung der Gesundheit. Zu einem gesundheitsbewussten Verhalten gehören nach dieser Lehre die Tagesroutinen, eine geregelte Ernährungsweise, sowie eine Lebensführung, die sich auch den unterschiedlichen Jahreszeiten anpasst. Daneben spielen besonders eine ethische Lebensführung sowie die Kontrolle der sexuellen Energie eine große Rolle.

In der ayurvedischen Medizin schätzt man gerade die Wirkung des Kalmus auf das Nervensystem. Man glaubt, dass die Nebenwirkungen von Drogen auf die Psyche mit dem Wurzelpulver neutralisiert werden können. Auch zur Stärkung des Gedächtnisses empfiehlt Ayurveda Kalmus. Ein wenig Pulver soll dafür morgens und abends mit einer kleinen Menge Honig eingenommen werden.

Ayurveda ist eine sanfte Medizin, in deren Mittelpunkt der ganze Mensch steht. So richtet sich denn auch die Behandlung von Krankheiten und das Bemühen um die Gesundheit vor allem auf eine Veränderung ungesunder Verhaltensweisen.

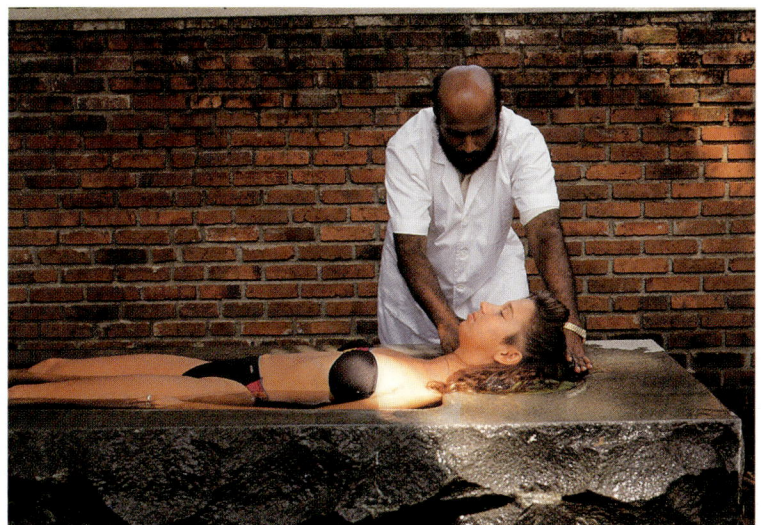

Die ayurvedische Medizin nutzt schon seit hunderten von Jahren die Heilkraft von Würzpflanzen.

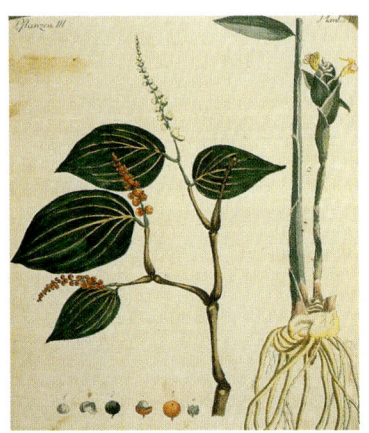

Köstlichkeiten mit Ingwer

Ingwer und die ihm verwandten Gewürzpflanzen werden von den Völkern des asiatischen Raums nicht nur der Gesundheit wegen, sondern auch als aromatische Verfeinerung geschätzt.

Schärfe im Doppelpack: Pfeffer und Ingwer. Im Jahr 1792, aus dem dieses Bild stammt, zählten diese Würzpflanzen zu dem Teuersten, was es gab.

Gewürze bereichern das Essen

Wie langweilig ist es, wenn Sie sich in der Küche auf die Verwendung von Salz und Pfeffer beschränken. Ihnen entgehen nicht nur kulinarische Genüsse, sondern auch die gesundheitlichen Vorteile. Kräuter und Gewürze reichern Ihr Essen mit wichtigen Spurenelementen, Mineralstoffen und Vitaminen an. Sie machen das Essen oftmals leichter verdaulich und tragen zur längeren Haltbarkeit einiger Lebensmittel bei. Eine Reihe von Gewürzen leistet darüber hinaus einen wertvollen Beitrag zur Entgiftung des Körpers. Die teilweise exotisch duftenden Zutaten tragen die Pflanzenwirkstoffe in sich, aus denen ein Großteil unserer Medikamente entwickelt wurde. Allerdings liegen die Wirkstoffe hier in so kleinen Mengen vor, dass keine unerwünschten Nebenwirkungen zu befürchten sind. Besinnen Sie sich also auf das Wissen von Naturvölkern und unserer Vorfahren und machen Sie Ihre Nahrung zu einem Heilmittel.

Durch abwechslungsreiches Würzen mit frischen Kräutern und den vielfältigen Gewürzen, die uns zur Verfügung stehen, können wir die Heilkräfte der Natur auf ideale Weise nutzen.

Ernährungsregeln

● Sehr frische Zutaten, aber auch industriell tiefgefrorene Gemüse und Kräuter enthalten die meisten Nährstoffe. In Dosen- und Tütenware, vor allem in Fertigprodukten, die nur noch erwärmt werden, sind meist nur noch geringe Mengen an Vitaminen und Mineralstoffen enthalten. Aber auch Frischprodukte, die schon lange liegen, haben einen Großteil ihrer Inhaltsstoffe verloren.

● Nur die Vielfalt der Lebensmittel garantiert eine Rundumversorgung mit allem, was der Körper benötigt. Obst und Gemüse sollten ebenso auf dem Speiseplan stehen wie Vollkornprodukte, Milchprodukte, Fleisch, Fisch und Eier.

● Fette liefern lebensnotwendige Vitamine und Fettsäuren. Besonders empfehlenswert sind Speisefette und -öle mit ungesättigten Fettsäuren.

● Zucker sollte als Genussmittel und daher nur in kleinen Mengen verwendet werden. Honig und Ahornsirup können ihn ersetzen. Wer gerne süße Getränke mag, sollte 100-prozentige Fruchtsäfte trinken, da sie ganz ohne oder nur mit geringen Zuckerzugaben hergestellt werden.

● Mehrere kleine Mahlzeiten sind leichter zu verdauen als wenige Riesenportionen. Große Mahlzeiten nach acht Uhr abends belasten den Körper und lassen ihn nicht zur Ruhe kommen.

● In kühl gelagerten und schonend zubereiteten Nahrungsmitteln bleiben die Nährstoffe am besten erhalten. Falsches Waschen und zu langes Kochen beispielsweise zerstören Vitamine und laugen Mineralstoffe aus.

● Alkohol liefert nicht nur reichlich leere Kalorien, der Körper verbraucht auch wichtige Vitamine, Mineralstoffe und Spurenelemente, um ihn abzubauen.

Fette sind nicht grundsätzlich ungesund. Wie so oft, kommt es auch hier auf richtiges Maß und gute Qualität an. Sie befinden sich auf bestem Wege, wenn Sie möglichst wenig versteckte Fette essen, wie sie in fetten Wurst- und Käsesorten oder frittierten Lebensmitteln zu finden sind.

Die Entdeckung der Langsamkeit

Lassen Sie sich beim Verzehr der Speisen Zeit. Übelkeit, Aufstoßen und sogar Erbrechen kommen oft daher, dass das Essen in kürzester Zeit heruntergeschlungen wird. Genießen Sie Ihr Essen. Das hilft der Verdauung und dem Wohlbefinden. Außerdem merken Sie rechtzeitig, dass Sie satt sind. Wer sehr schnell ist, verpasst diesen Zeitpunkt oft und isst zu viel. Die Folgen sind Völlegefühl, Abgeschlagenheit und Gewichtszunahme.

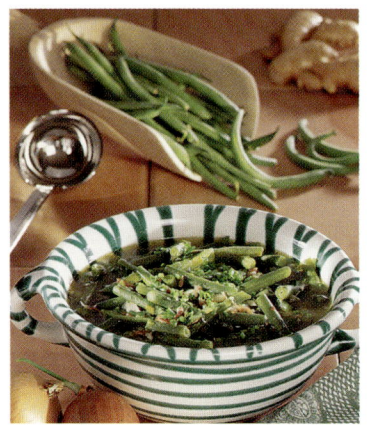

Eine interessante Kombination – Bohnen mit Ingwer gewürzt.

Für 4 Portionen

- 2 Knoblauchzehen
- 1 TL frischer geriebener Ingwer
- 1 kleine rote Chilischote
- 1 Bund Suppengrün
- 2 Zwiebeln
- 1 kg grüne Bohnen
- 2 EL Sonnenblumenöl
- 800 ml Gemüsebrühe
- Salz, Pfeffer
- 200 g gekochter Schinken, gewürfelt
- 2 EL frische Schnittlauch-röllchen

■ *Zubereitungszeit: 45 Minuten*

Rezepte mit Ingwer

Eintöpfe und Suppen

Ob Suppe oder Eintopf – Ingwer rundet den Geschmack perfekt ab. Gerade im Winter wird die wärmende Eigenschaft von Ingwer außerordentlich geschätzt.

Bohnengemüse

1 Knoblauchzehen abziehen, fein hacken und mit dem geriebenen Ingwer mischen. Chilischote in kleine Ringe schneiden. Suppengrün waschen, putzen und in Würfel schneiden. Zwiebeln häuten und würfeln. Bohnen waschen, putzen und klein schneiden.

2 Sonnenblumenöl erhitzen und die Knoblauch-Ingwer-Mischung darin andünsten. Chili, Zwiebeln, Suppengrün und die Bohnen zufügen.

3 Das Ganze 5 Minuten heiß werden lassen und mit der Brühe ablöschen. Mit Salz und Pfeffer abschmecken. Noch etwas Wasser dazugießen, wenn der Geschmack zu intensiv ist.

4 Den Eintopf 25 Minuten bei mittlerer Hitze kochen lassen. Nach etwa 10 Minuten Schinkenwürfel hinzugeben.

5 Zum Schluss nochmals abschmecken. Schnittlauchröllchen vor dem Servieren auf das Gemüse geben.

Pro Portion
1109/264 kJ/kcal
21 g Eiweiß • 12 g Fett
16 g Kohlenhydrate

Tipp Frisches Gemüse ist nicht nur schmackhaft, sondern auch gesund. Probieren Sie Variationen des Rezepts aus, indem Sie die grünen Bohnen mit Zuckerschoten und Erbsen kombinieren und klein geschnittene Möhren mit dazugeben.

Klößcheneintopf

Für 4 Portionen

- 3 Zwiebeln
- 400 g gemischtes Hackfleisch
- 2 Eigelb
- 2 EL Paniermehl
- Salz, Pfeffer
- $1/2$ TL Ingwerpulver
- 100 g Parmesankäse
- 4 EL Speiseöl
- 1 Bund Suppengrün
- 4 Tomaten
- 400 g Kartoffeln
- 400 g Zuckerschoten

■ *Zubereitungszeit:*
  1 Stunde, 30 Minuten

1 Zwiebeln häuten. 2 davon in kleine Würfel, die dritte Zwiebel in Ringe schneiden.

2 Das gemischte Hackfleisch mit den Zwiebelwürfeln, Eigelben, Paniermehl, jeweils 1 Prise Salz und Pfeffer und dem Ingwerpulver verkneten.

3 Den Parmesankäse reiben und ebenfalls in die Hackfleischmasse einarbeiten. Aus der Fleischmasse kleine Bällchen formen.

4 Speiseöl erhitzen und die Zwiebelringe darin bei mittlerer Hitze anbraten. Wenn sie goldbraun sind, herausnehmen, beiseite stellen und die Hackbällchen in das Fett geben.

5 Die Fleischklößchen etwa 8 Minuten durchbraten, aus dem Fett nehmen und zur Seite stellen.

6 Suppengrün waschen, putzen und in große Stücke schneiden. Tomaten waschen, vierteln und von den Stielansätzen befreien.

7 Das Suppengrün mit den Tomaten in etwa 1 Liter Wasser mit etwas Pfeffer und Salz bei mittlerer Hitze zugedeckt 30 Minuten kochen.

8 Die Kartoffeln schälen, waschen und in mittelgroße Würfel schneiden.

9 Die Gemüsebrühe durchsieben und zur Seite stellen.

10 Die Zuckerschoten waschen, putzen und halbieren.

11 Kartoffeln und Zuckerschoten in der Brühe etwa 10 Minuten bei mittlerer Hitze garen.

12 Die Hackbällchen in die Gemüsesuppe geben und 5 Minuten ziehen lassen. Den Eintopf mit den Zwiebelringen garniert servieren.

Pro Portion

4404/1049 kJ/kcal

58 g Eiweiß • 52 g Fett

85 g Kohlenhydrate

Tipp Das Garen in Gemüsebrühe unterstreicht den Eigengeschmack von Gemüse auf feine Art. Wenn Sie Zeit sparen möchten, geht es mit Fertig- oder Halbfertigprodukten wesentlich schneller. Neben Gemüsebrühe im Glas werden Instantprodukte gefriergetrocknet, als Paste oder als Würfel angeboten. Sie werden nur noch in heißem Wasser aufgelöst – fertig.

Für 4 Portionen

- 200 g Kartoffeln
- 1¹/₂ l Gemüsebrühe
- 200 g rote Linsen
- 2 Knoblauchzehen
- 1 Messerspitze Safranpulver
- ¹/₂ TL Kurkuma
- 1 Messerspitze Ingwerpulver
- 3 EL Zitronensaft
- 50 g geriebene Mandeln
- Salz, Cayennepfeffer
- einige Mandelblättchen

■ *Zubereitungszeit:*
30 Minuten

Linsensuppe

1 Kartoffeln waschen, schälen und in kleine Stücke schneiden.
2 Gemüsebrühe kochen. Die roten Linsen in kaltem Wasser waschen und in einem feinen Sieb abtropfen lassen.
3 Kartoffeln und Linsen in der Brühe bei mittlerer Hitze 20 Minuten kochen.
4 Die Knoblauchzehen abziehen und sehr klein hacken. Das Safranpulver in einem Tee-löffel heißem Wasser auflösen.
5 Knoblauch und Gewürze in die Suppe einrühren. Zitronensaft und Mandeln unterziehen. Mit Salz und Cayennepfeffer abschmecken. Mit Mandelblättchen servieren.

Pro Portion
1142/272 kJ/kcal
15 g Eiweiß • 8 g Fett
36 g Kohlenhydrate

Tipp Wenn die Kartoffeln nicht zu fest kochend sind, brauchen Sie die Zutaten nicht zu pürieren.

Für 2 Portionen

- 200 g Spaghetti
- 2 Lauchzwiebeln
- 250 ml Gemüsebrühe
- 1 Glas süßsaure Chinasauce
- 3 EL Sojasauce
- 5 cl Pflaumenschnaps
- 1 kleines Stück frischer Ingwer
- 200 g Shrimps
- ¹/₂ Bund Koriander
- Cayennepfeffer

■ *Zubereitungszeit:*
30 Minuten

Asiatische Suppe

1 Spaghetti in gesalzenem Wasser bei starker Hitze in ca. 8 Minuten bissfest kochen. In ein Sieb abgießen, abtropfen lassen und zur Seite stellen.
2 Lauchzwiebeln häuten und in dünne Ringe schneiden.
3 Die Gemüsebrühe aufkochen, Zwiebelringe zufügen und bei mittlerer Hitze etwa 5 Minuten kochen lassen.
4 Chinasauce in die Brühe rühren. Sojasauce und Pflaumenschnaps ebenfalls unterrühren.
5 Ingwer dünn häuten und in sehr feine Scheiben schneiden. Diese unter die Suppe heben.
6 Shrimps und Spaghetti in die Suppe geben und darin bei schwacher Hitze 5 Minuten erwärmen.
7 Koriander waschen, ausschütteln, fein hacken und unterheben. Mit Cayennepfeffer abschmecken.

Pro Portion
3125/746 kJ/kcal
47 g Eiweiß • 14 g Fett
103 g Kohlenhydrate

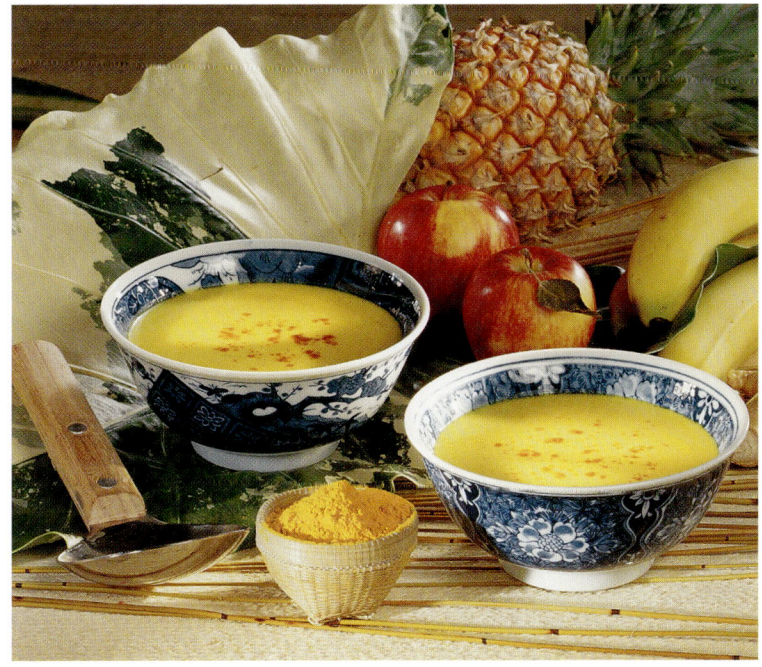

Currysuppe

1 Ananas in kleine Würfel schneiden. Zwiebeln häuten und fein hacken. Apfel schälen, vierteln und vom Gehäuse befreien. Das Fruchtfleisch in kleine Stücke schneiden. Banane pellen und in Scheiben schneiden.

2 Öl erhitzen und die Zwiebeln darin bei mittlerer Hitze glasig werden lassen. Das Obst zufügen, mit Kurkuma, Curry und Ingwer würzen und bei schwacher Hitze 2 Minuten dünsten lassen.

3 Mit der Brühe ablöschen und bei schwacher Hitze 4 Minuten weiter ziehen lassen.

4 Die Suppe pürieren. Milch und Kokoscreme unterziehen und bei mittlerer Hitze unter Rühren 10 Minuten kochen. Mit Salz und Paprikapulver abschmecken.

Pro Portion

649/155 kJ/kcal
3 g Eiweiß • 8 g Fett
23 g Kohlenhydrate

Für 4 Portionen

- 150 g Ananas
- 2 kleine Zwiebeln
- 1 säuerlicher Apfel
- 1 kleine Banane
- 1 EL Sojaöl
- $1/2$ TL Kurkuma
- $1/2$ TL Curry
- $1/2$ TL geriebener frischer Ingwer
- 300 ml Gemüsebrühe
- 200 ml Milch
- 3 EL Kokoscreme
- Salz
- süßes Paprikapulver

■ *Zubereitungszeit: 40 Minuten*

Salate

Gerade im Sommer erfrischt ein Salat. Auch wenn er sättigt, sollte er dennoch leicht verdaulich sein. Ingwer unterstützt das Verdauungssystem und macht die folgenden Salate besonders bekömmlich, so dass Sie mit Wohlgefühl durch den Sommertag schweben.

Warmer Kartoffelsalat

1 Kartoffeln waschen, schälen und in Salzwasser bei mittlerer Hitze 20 Minuten weich kochen. Inzwischen die Schalotten häuten und fein hacken.

2 Die Schalotten in der Gemüsebrühe bei mittlerer Hitze 2 Minuten kochen. Mit Essig, Salz und Pfeffer würzen. Abschmecken und eventuell nachwürzen. Dann das Öl unterrühren.

3 Kartoffeln in Scheiben schneiden und die Sauce darüber gießen.

4 Zwiebel häuten und fein hacken. Kürbisstücke sehr klein schneiden und mit dem Ingwer und der Zwiebel vermischen. Die Zwiebel-Kürbis-Mischung unter den Kartoffelsalat heben.

5 Rauke waschen, putzen und in mundgerechte Stücke zupfen. Unter den Salat heben und gut durchrühren. Nochmals nach Bedarf mit Salz und Pfeffer abschmecken.

6 Putenbrust in Scheiben schneiden und auf Tellern anrichten. Den warmen Kartoffelsalat dazugeben.

Pro Portion
1324/315 kJ/kcal
19 g Eiweiß • 12 g Fett
33 g Kohlenhydrate

Tipp Für Vegetarier können Sie die Putenbrust durch halbe Eier ersetzen, garniert mit einem kleinen Tupfer süßem Senf. Zur besseren Erhaltung von Vitaminen und Mineralstoffen können Sie auch Pellkartoffeln kochen. Die Kartoffeln werden nach dem Garen abgegossen, mit kaltem Wasser abgeschreckt, gepellt und in Scheiben geschnitten.

Ingwer lässt sich auch hervorragend einfrieren. Geriebener Ingwer kann in den Eiswürfelbereiter gegeben und mit Wasser aufgefüllt werden. Aber auch die ganze Knolle lässt sich einfrieren. Bei Bedarf können Sie dann von der gefrorenen Wurzel die benötigte Menge abraspeln.

Für 4 Portionen

- 800 g Kartoffeln
- 2 Schalotten
- 150 ml Gemüsebrühe
- 2 EL Weißweinessig
- Salz, Pfeffer
- 2 EL Speiseöl
- 1 kleine Zwiebel
- 100 g süßsauer eingelegter Kürbis
- 1 TL geriebener frischer Ingwer
- 1 Bund Rauke
- 300 g gegarte Putenbrust

■ *Zubereitungszeit: 25 Minuten*

Avocado-Mais-Salat

1 Avocados der Länge nach halbieren, den Kern entfernen und das Fruchtfleisch aus der Schale lösen. Avocadoschalen aufbewahren.

2 Fruchtfleisch mit dem Zucker und der Salatcreme zu einem Brei rühren. Die Hälfte der Maiskörner unter die Masse heben.

3 Birne schälen, vierteln und vom Gehäuse befreien. Das Fruchtfleisch in sehr kleine Stücke schneiden und unter den Avocadobrei geben.

4 Schinken in schmale Streifen schneiden und der Masse zufügen. Ingwerpulver unterrühren und mit Salz und Pfeffer abschmecken.

5 Den Salat in die Avocadoschalen füllen und mit dem restlichen Mais bedecken.

Pro Portion

1136/271 kJ/kcal

11 g Eiweiß • 16 g Fett

15 g Kohlenhydrate

Für 2–4 Portionen

- 2 Avocados
- 2 TL brauner Zucker
- 2 TL Salatcreme (oder Mayonnaise)
- 400 g Mais (aus der Dose)
- 1 Birne
- 100 g gekochter Schinken
- 1 Prise Ingwerpulver
- Salz, Pfeffer

■ *Zubereitungszeit: 10 Minuten*

Rote-Bete-Salat mit Ingwer

1 Rote Bete abtropfen lassen und in Scheiben schneiden.

2 Äpfel schälen, vierteln und von den Kernen befreien. Das Fruchtfleisch würfeln.

3 Sahne steif schlagen.

4 Zitronensaft mit Ingwer und Senf glatt rühren. Mit 1 Prise Salz, Pfeffer und Zucker würzen.

5 Die Sahne unter die Würzmischung heben und gegebenenfalls mit Salz, Pfeffer oder Zucker abschmecken.

6 Rote Bete und Apfelwürfel mischen. Sahne unterheben. Kresse darüber streuen und servieren.

Pro Portion

780/186 kJ/kcal

3 g Eiweiß • 10 g Fett

20 g Kohlenhydrate

Für 4 Portionen

- 500 g eingelegte Rote Bete
- 250 g säuerliche Äpfel
- 125 g Sahne
- 1 EL Zitronensaft
- 1 TL geriebener frischer Ingwer
- 1 Messerspitze Senf
- Salz, Pfeffer
- Zucker
- 1/2 Beet Kresse

■ *Zubereitungszeit: 20 Minuten*

Tipp Rote Bete verträgt gut die kräftig gewürzte Salatsauce. Wenn Sie frische Rote Bete verwenden möchten, dann kochen Sie die Knollen in ca. 50 Minuten weich, schrecken sie kalt ab, schälen sie und schneiden sie in dünne Scheiben.

Für 2 Portionen

- 2 Tomaten
- 2 EL Weißweinessig
- Salz, Pfeffer
- 1/2 TL geriebener frischer Ingwer
- 1 Prise brauner Zucker
- 4 EL Olivenöl
- 2 EL Estragon
- 150 g Radieschen
- 400 g Champignons
- 1 EL Zitronensaft

■ *Zubereitungszeit:*
15 Minuten

Champignonsalat

1 Tomaten kurz in kochendes Wasser geben. Nach etwa 2 Minuten herausnehmen und unter kaltem Wasser abschrecken. Häuten, halbieren, von Kernen und Stielansätzen befreien. Fruchtfleisch in sehr kleine Stücke schneiden.

2 Essig, Salz, Pfeffer, Ingwer und den Zucker verrühren. Die Tomatenstücke dazugeben und das Öl unterziehen.

3 Die Estragonblättchen waschen, sehr fein hacken und in die Vinaigrette rühren.

4 Radieschen waschen und in Scheiben schneiden.

5 Champignons waschen, putzen und in Scheiben schneiden. Sofort mit dem Zitronensaft beträufeln, damit sie sich nicht verfärben.

6 Die Pilze mit den Radieschen auf Tellern anrichten und mit der Sauce begießen.

Pro Portion

854/204 kJ/kcal

4 g Eiweiß • 20 g Fett

3 g Kohlenhydrate

Tipp Dieser Salat ist Fitness zum Essen. Er enthält wertvolle Vitamine und belastet nicht.

Für 2 Portionen

- 2 Eier
- 2 Orangen
- 2 EL Rotweinessig
- Salz, Pfeffer
- 1 TL süßer Senf
- 1 TL geriebener frischer Ingwer
- 3 EL Sonnenblumenöl
- 500 g Möhren
- 100 g Feldsalat
- 4 EL Kürbiskerne

■ *Zubereitungszeit:*
25 Minuten

Fruchtiger Möhrensalat

1 Eier hart kochen, abschrecken, pellen und beiseite stellen.

2 Die Orangen auspressen und den Saft mit dem Rotweinessig, jeweils 1 Prise Salz und Pfeffer, dem Senf und dem Ingwer verrühren.

3 Das Öl unter die Sauce schlagen. Die abgekühlten Eier sehr fein hacken und unterheben.

4 Die Möhren waschen, putzen und grob reiben. Direkt in die

Sauce geben und unterziehen.

5 Feldsalat waschen, putzen und unter den Möhrensalat heben.

6 Kürbiskerne in einer Pfanne ohne Fett rösten und über den Salat streuen.

Pro Portion

1353/322 kJ/kcal

8 g Eiweiß • 27 g Fett

12 g Kohlenhydrate

Vegetarischer Reissalat

Für 2–4 Portionen

- 150 g Naturreis
- 2 Orangen
- 1 Mango
- 4 EL Cointreau
- 2 kleine Zwiebeln
- 2 EL Weißweinessig
- $1/2$ TL geriebener frischer Ingwer
- Pfeffer
- 5 EL kalt gepresstes Erdnussöl
- süßes Paprikapulver
- Salz

1 Den Reis in gesalzenem Wasser nach Anleitung garen, in einem Sieb abtropfen und abkühlen lassen.

2 Orangen schälen und in einzelne Spalten zerteilen. Die Spalten von der Haut befreien und halbieren. Die Mango dünn schälen, das Fruchtfleisch vom Kern lösen und in kleine Stücke schneiden.

3 Obst mit dem Cointreau beträufeln und 10 Minuten ziehen lassen.

4 Zwiebeln häuten und in dünne Ringe schneiden.

5 Essig mit dem geriebenen Ingwer verrühren und pfeffern. Das Öl mit einem Schneebesen darunter schlagen.

6 Den Reis mit der Sauce vermischen, mit süßem Paprikapulver bestäuben und mit Salz abschmecken. Das Obst und die Zwiebelringe unterheben. Den Salat 30 bis 40 Minuten durchziehen lassen.

Pro Portion

1788/426 kJ/kcal

4 g Eiweiß • 21 g Fett

45 g Kohlenhydrate

■ *Zubereitungszeit: 40 Minuten, zuzüglich 30 bis 40 Minuten zum Durchziehen*

Tipp Besonders im Sommer wird Ihnen dieser fruchtig scharfe Salat gut schmecken. Bemerkenswert ist, dass er sättigt, obwohl er ganz leicht ist. Orangen und Mango liefern noch dazu wichtige Vitamine.

Die Mango nimmt in Indien einen Stellenwert ein wie bei uns der Apfel. Sie ist bei den Menschen dort bedeutsam für die Vitamin-A-Versorgung, weil sie einen für Früchte recht hohen Gehalt an Beta-Karotin aufweist. Dieses Provitamin kann im Organismus in Vitamin A umgewandelt werden, welches für das Wachstum, die Sehleistung und für die Haut wichtig ist.

Mangos gibt es in grünen, roten und gelben Farbmischungen. Falls Sie nur eine harte, unreife Frucht bekommen können, lassen Sie diese bei Zimmertemperatur nachreifen. Das kann bis zu einer Woche dauern. Sie erkennen die Essreife, wenn die Frucht rundherum auf Druck nachgibt. Braune und schwarze Flecken sind Zeichen der Überreife.

Anstelle des kalt gepressten Erdnussöls lässt sich auch gut kalt gepresstes Walnussöl verwenden.

*Eine Salatkreation mit
Muscheln, Ingwer und
Ahornsirup – ungewöhn-
lich, aber köstlich.*

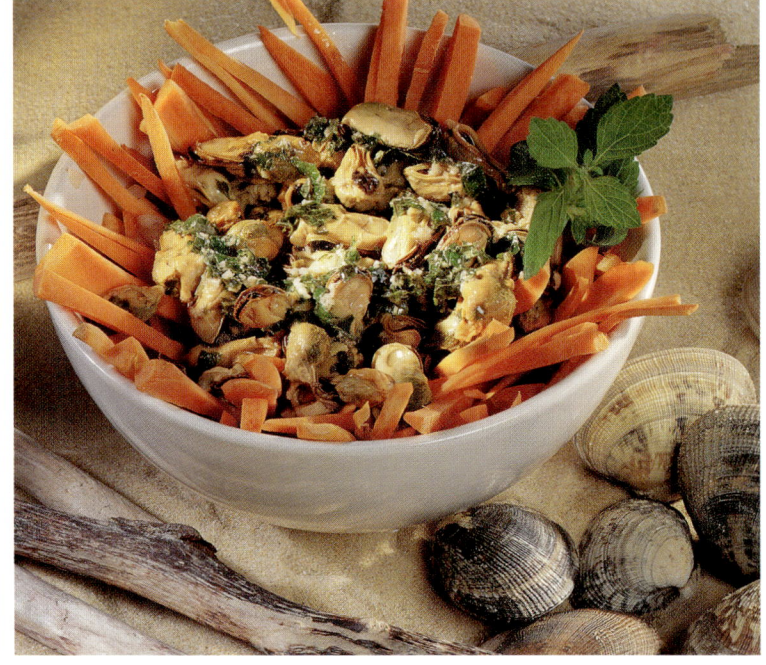

Muschelsalat

1 Die Muscheln abtropfen lassen, mit Küchenpapier abtupfen und im Sojaöl bei starker Hitze unter Rühren 2 Minuten scharf braten.

2 Muschelfleisch entnehmen, wenn es goldbraun ist, und warm stellen.

3 Sonnenblumenöl, Zitronensaft, Ingwer und Ahornsirup mit dem Schneebesen miteinander verschlagen.

4 Zitronenmelisse waschen, trockenschütteln, fein hacken und unter die Sauce heben.

5 Die Möhren waschen, putzen und in kleine Stifte schneiden. Die Frühlingszwiebeln abziehen und würfeln.

6 Gemüse auf Tellern anrichten, die Muscheln darauf verteilen und alles mit der Sauce übergießen.

Pro Portion
887/236 kJ/kcal
11 g Eiweiß • 16 g Fett
5 g Kohlenhydrate

Für 4 Portionen
- 400 g Muschelfleisch (aus der Dose)
- 1 EL Sojaöl
- 3 EL Sonnenblumenöl
- 1 EL Zitronensaft
- 1 TL geriebener frischer Ingwer
- 1/2 TL Ahornsirup
- 1 TL Zitronenmelisse
- 250 g Möhren
- 2 Frühlingszwiebeln

■ *Zubereitungszeit:
15 Minuten*

Frischer grüner Salat

1 Eier hart kochen.

2 Den Salat waschen, putzen und in mundgerechte Stücke schneiden.

3 Kresse vom Wurzelbett schneiden, in einem Sieb kurz abspülen, trockenschütteln und zum Salat geben.

4 Gurke schälen oder sehr heiß abwaschen, in Würfel schneiden und ebenfalls zum Salat geben.

5 Radieschen waschen, putzen und in dünne Scheiben schneiden. Scheibchen zusammen mit der Kresse und den Gurkenwürfeln unter den Salat heben.

6 Den Joghurt in einer kleinen Schüssel mit wenig Wasser glatt rühren.

7 Dill waschen, trockenschütteln, hacken und in den Joghurt rühren.

8 Ingwer untermischen und das Joghurtdressing mit Salz und Pfeffer abschmecken.

9 Salat auf Tellern anrichten. Eier abpellen, vierteln und um den Salat legen. Dressing darüber verteilen.

Pro Portion
836/199 kJ/kcal
15 g Eiweiß • 13 g Fett
3 g Kohlenhydrate

Für 4 Portionen
- 4 Eier
- 1 Eisbergsalat
- 1 kleines Beet Kresse
- $1/2$ Salatgurke
- $1/2$ Bund Radieschen
- 50 g Vollmilchjoghurt
- 1 Bund Dill
- $1/2$ TL geriebener frischer Ingwer
- Salz, Pfeffer

■ *Zubereitungszeit:*
15 Minuten

Dieses Salatrezept eignet sich als Vorspeise für ein sommerliches Menü. Es passt auch gut als Beilage zu Gegrilltem als leichten Kontrast zu üppigem Fleisch.

Ananassalat mit Nüssen und Rosinen

1 Hüttenkäse mit dem Ingwer vermischen. Haselnüsse und Rosinen zugeben, und die Masse mit Salz und Pfeffer würzen.

2 Ananas in mundgerechte Stücke schneiden und auf Tellern verteilen.

3 Die Käsemischung darüber verteilen.

4 Schnittlauch waschen, trockenschütteln und in Röllchen schneiden. Den Salat damit garnieren.

Pro Portion
1532/365 kJ/kcal
26 g Eiweiß • 16 g Fett
26 g Kohlenhydrate

Für 4 Portionen
- 450 g Hüttenkäse
- $1/2$ TL geriebener frischer Ingwer
- 50 g gehackte Haselnüsse
- 50 g Rosinen
- Salz, Pfeffer
- 150 g frische Ananas
- $1/2$ Bund Schnittlauch

■ *Zubereitungszeit:*
5 Minuten

Tipp Dieser sommerlich frische Salat lässt sich in kürzester Zeit zubereiten und kommt mit relativ wenig Zutaten aus. Er ist deshalb besonders geeignet, wenn überraschend Besuch kommt.

Herzhafte Fleischgerichte

In der Verbindung mit Fleisch kommt die wunderbare Schärfe und Würzigkeit von Ingwer voll zum Tragen. Seine magenfreundlichen Eigenschaften machen Gerichte mit Fleisch leicht verdaulich.

Hackfleischauflauf mit Weißkohl

Anstelle des Weißkohls können Sie für dieses Gericht auch gut Spitzkohl verwenden. Diese Kohlsorte ist zarter, hellgrün und – wie der Name schon andeutet – von spitz-ovaler Form. Besonders gut schmeckt Spitzkohl zu Beginn der Erntezeit ab April.

1 Äußere Blätter vom Kohl abnehmen. Den Kopf längs vierteln, waschen und den Strunk entfernen. Den Kohl in feine Streifen schneiden.

2 Die Hälfte der Butter erhitzen und den Kohl darin unter ständigem Rühren leicht anbraten. Ingwerpulver zufügen und weiterrühren.

3 Mit der halben Menge der Brühe ablöschen, salzen und pfeffern und bei mittlerer Hitze 20 Minuten schmoren lassen. Beiseite stellen.

4 Die Zwiebeln häuten und in kleine Würfel schneiden.

5 Die restliche Butter in einer Pfanne erhitzen und die Zwiebeln darin bei mittlerer Hitze glasig werden lassen.

6 Das Hackfleisch zufügen und unter Rühren braten, bis es eine leicht bröckelige Konsistenz hat. Mit Salz und Pfeffer würzen und etwa 10 Minuten bei schwacher Hitze weiterbraten.

7 Den Backofen auf 175 °C (Gas Stufe 2, Umluft 150 °C) vorheizen. Eine Auflaufform fetten.

8 Die restliche Brühe mit dem Tomatenmark verrühren, den Schafskäse in kleine Würfel schneiden.

9 Kohl und Hackfleisch in die Auflaufform schichten. Die Brühe darüber gießen und schließlich den Schafskäse darauf verteilen. Eier und Milch verquirlen. Mit Salz und Pfeffer würzen und über den Auflauf geben.

10 Den Auflauf in den Ofen schieben und bei konstanter Temperatur 30 Minuten überbacken.

Für 4 Portionen

- 700 g Weißkohl
- 60 g Butter
- 1/2 TL Ingwerpulver
- 250 ml Gemüsebrühe
- Salz, Pfeffer
- 2 Zwiebeln
- 400 g Rinderhackfleisch
- 4 EL Tomatenmark
- 200 g Schafskäse
- 3 Eier
- 200 ml Milch

■ *Zubereitungszeit:*
1 Stunde, 30 Minuten

Pro Portion
2127/507 kJ/kcal
42 g Eiweiß • 33 g Fett
13 g Kohlenhydrate

Malaysische Schweinespieße

1 Das Schweinefleisch von Fett und Sehnen befreien und in mundgerechte Happen schneiden.

2 Die Knoblauchzehen abziehen, zerdrücken und mit den übrigen Zutaten verrühren, bis eine Marinade entsteht.

3 Die Fleischwürfel mit der Marinade bestreichen und zugedeckt über Nacht im Kühlschrank durchziehen lassen. Die restliche Marinade aufbewahren.

4 Das marinierte Fleisch auf Spieße stecken. Den Grillrost mit Speiseöl einreiben.

5 Die Fleischspieße bei 180 °C (Gas Stufe 2–3, Umluft 160 °C) von beiden Seiten jeweils 3 bis 4 Minuten grillen. Dabei hin und wieder mit der restlichen Marinade bestreichen.

Pro Portion

1040/247 kJ/kcal

23 g Eiweiß • 15 g Fett

5 g Kohlenhydrate

Für 4 Portionen

- 500 g Schweinefleisch
- 2 Knoblauchzehen
- 2 EL Tomatenketchup
- 2 EL Hoisinsauce (ersatzweise Sojasauce)
- 2 EL Chilisauce (süß)
- 50 ml Zitronensaft
- 2 TL geriebener frischer Ingwer
- 1 Messerspitze Cayennepfeffer

■ *Zubereitungszeit: 10 Minuten, zuzüglich Marinierdauer*

Tipp Natürlich können Sie die Fleischspieße ausschließlich als Hauptgericht servieren. Dann sollten Sie Reis dazu reichen. Besonders gut passen die Spieße aber auch als exotische Abwechslung zur Grillparty. Sehr appetitlich sieht es aus, wenn Sie abwechselnd Fleisch- und Gemüsestückchen aufspießen.

Asiatische Spare Ribs

1 Die Knoblauchzehen abziehen, zerdrücken und mit den übrigen Zutaten außer dem Fleisch zu einer Marinade verrühren.

2 Das Fleisch in eine Schüssel legen und vollständig mit der Marinade bedecken. Über Nacht im Kühlschrank ziehen lassen.

3 Das Backblech einölen. Die marinierten Rippchen darauf verteilen und bei 180 °C (Gas Stufe 2–3, Umluft 160 °C) eine Stunde backen, bis sie goldgelb sind. Etwa alle 20 Minuten sollte das Fleisch gewendet werden.

Pro Portion

1978/435 kJ/kcal

38 g Eiweiß • 28 g Fett

7 g Kohlenhydrate

Für 4–6 Portionen

- 2 Knoblauchzehen
- 70 ml süß saure Asiasauce
- 1/2 TL Stärke
- 1 TL Cayennepfeffer
- 1 EL trockener Sherry
- 1 EL Sojasauce
- 1 Messerspitze Currypowder (dem Currypulver ähnliche Gewürzmischung)
- 1/2 TL geriebener frischer Ingwer
- 1 TL Honig
- 800 g Schweinerippchen in kleinen Stücken

■ *Zubereitungszeit: 10 Minuten, zuzüglich Marinierdauer*

Für 4–6 Portionen

- 600 g Rindfleisch zum Kurz-braten
- 1 kleine Zwiebel
- 2 Knoblauchzehen
- 3 TL geriebener frischer Ingwer
- 1 EL brauner Zucker
- 4 TL Sojasauce
- 1 Gemüsezwiebel
- 2 Chilischoten
- 3 EL Erdnussöl
- 200 g Maiskölbchen aus der Dose
- 100 g Bambussprossen aus der Dose
- 1 EL Stärke
- Schnittlauch zum Garnieren

■ *Zubereitungszeit:*
20 Minuten, zuzüglich
30 Minuten Marinierdauer

Scharfes Rindfleisch

1 Das Rindfleisch in feine Streifen schneiden.

2 Die Zwiebel und den Knoblauch abziehen und sehr fein hacken.

3 Zwiebel, Knoblauch, Ingwer und braunen Zucker mit der Sojasauce in eine Schüssel geben und vermischen. 2 Esslöffel Wasser unterrühren.

4 Die Fleischstücke in die Marinade legen und gut vermischen. Etwa 30 Minuten zugedeckt im Kühlschrank ziehen lassen.

5 Gemüsezwiebel häuten und grob würfeln. Chilischoten entkernen und in kleine Stücke schneiden.

6 Das Öl in einer Pfanne erhitzen. Gemüsezwiebel, Chilis, Maiskölbchen und Bambussprossen hineingeben und bei mittlerer Hitze unter ständigem Rühren leicht anbraten.

7 Das Gemüse aus der Pfanne nehmen und das Öl stärker erhitzen. Es hat die richtige Temperatur, wenn beim Eintauchen eines Holzlöffels kleine Bläschen entstehen.

8 Das Fleisch aus der Marinade nehmen und gut abtropfen lassen. Nun das Fleisch kurz von allen Seiten anbraten.

9 Die Stärke mit 150 Milliliter Wasser anrühren und mit der Marinade zum Fleisch geben. Bei mittlerer Hitze kochen, bis die Sauce eingedickt ist.

10 Das angebratene Gemüse hinzufügen und alles zusammen weitere 2 Minuten kochen lassen. Vor dem Servieren mit Schnittlauchröllchen garnieren.

Pro Portion
1785/425 kJ/kcal
34 g Eiweiß • 26 g Fett
11 g Kohlenhydrate

Tipp Dieses Gericht ist wirklich feurig scharf. Wer es lieber etwas milder mag, sollte auf die Chilischoten verzichten. Chilis sind Verwandte des Gemüsepaprikas. Noch grün geerntet und eingelegt kennen wir sie als Peperoni in der südeuropäischen Küche. Die reifen roten Früchte können wir meist in getrockneter Form kaufen. Zu Pulver vermahlen werden sie unter der Bezeichnung Cayennepfeffer angeboten.

Hühnercurry mit Basilikum

1 Koriandersamen und Pfefferkörner im Mörser zerstoßen und zu Pulver zermahlen.

2 Chilischoten entkernen und sehr fein hacken. Knoblauchzehen abziehen und zerdrücken. Zwiebel häuten und in sehr kleine Würfel schneiden.

3 Chili, Knoblauch und Zwiebel mit Ingwer und den Curryblättern in den Mörser geben und mit dem Koriander-Pfeffer-Pulver zu einer Paste verrühren.

4 Öl in einer großen Pfanne erhitzen und die Würzmischung darin kurz anbraten. Kokoscreme dazugeben und verrühren. Bei mittlerer Hitze 10 Minuten einkochen lassen.

5 In der Zwischenzeit das Hühnerfleisch in mundgerechte Happen schneiden. Das Fleisch und 200 Milliliter Wasser in die Sauce geben und bei mittlerer Hitze weitere 20 Minuten kochen, bis das Fleisch gar ist.

6 Basilikumblätter zufügen und mit Sojasauce abschmecken. Dazu schmeckt Reis.

Pro Portion
1538/366 kJ/kcal
45 g Eiweiß • 17 g Fett
16 g Kohlenhydrate

Für 4 Portionen
- 2 TL Koriandersamen
- 1 TL schwarze Pfefferkörner
- 2 grüne Chilischoten
- 2 Knoblauchzehen
- 1 kleine Frühlingszwiebel
- 3 TL geriebener frischer Ingwer
- 6 Curryblätter (ersatzweise 3 Lorbeerblätter)
- 2 EL Erdnussöl
- 400 g Kokoscreme
- 700 g Hühnerfleisch
- 1 Hand voll Basilikumblätter
- Sojasauce zum Abschmecken

■ *Zubereitungszeit: 1 Stunde*

Geflügelleber

1 Knoblauch abziehen und zerdrücken und mit den anderen Zutaten zu einer Mariande vermischen.

2 Die Leber 2 Minuten in Salzwasser kochen, sehr große Stücke einmal durchschneiden und dann 3 Stunden in der Marinade ziehen lassen.

3 Das Fleisch aus der Sauce nehmen, mit Küchenpapier abtupfen und mit Stärkemehl bestäuben.

4 Viel Öl in einer großen Pfanne erhitzen, die Fleischstücke hineingeben und bei starker Hitze goldbraun ausbacken.

Pro Portion
996/137 kJ/kcal
35 g Eiweiß • 8 g Fett
7 g Kohlenhydrate

Tipp Dazu passt herber Rotwein.

Für 4 Portionen
- 1 Knoblauchzehe
- 3 EL Sojasauce
- 1 EL Sherry
- 1 EL Honig
- 1 TL Salz
- 1 Messerspitze Glutamat
- 1/2 TL geriebener frischer Ingwer
- 500 g Geflügelleber
- Stärkemehl
- Speiseöl

■ *Zubereitungszeit: 10 Minuten, zuzüglich 3 Stunden Marinierdauer*

Thailändisches Rindercurry

Für 4–6 Portionen

- 600 g Rindfleisch (Schmorfleisch)
- 2 getrocknete Chilischoten
- 1 TL Koriandersamen
- 1/2 TL Krabbenpaste
- 3 Knoblauchzehen
- 1 TL geriebener frischer Ingwer
- 1 kleine Zwiebel
- 3 EL Speiseöl
- 1 Messerspitze Zimt
- 1/2 TL Kardamompulver
- 5 Curryblätter (ersatzweise 2 Lorbeerblätter)
- 300 g Kokoscreme
- 2 EL Pflanzenfett
- 1 TL Essig
- 1 EL brauner Zucker
- 3 TL Sojasauce

■ *Zubereitungszeit: 2 Stunden*

1 Das Rindfleisch in mundgerechte Würfel schneiden und kühl lagern.

2 Die Chilischoten entkernen. Zusammen mit dem Koriander und der Krabbenpaste in einer beschichteten Pfanne rösten, bis sich ein intensiver Duft entwickelt. Die gerösteten Gewürze in einen Mörser geben.

3 Die Knoblauchzehen abziehen und zerdrücken. Mit dem Ingwer ebenfalls in den Mörser geben.

4 Chili, Koriander, Krabbenpaste, Knoblauch und Ingwer zu einer glatten Masse verarbeiten.

5 Zwiebeln häuten und fein hacken. Öl in einer Pfanne erhitzen. Die Zwiebelstückchen in das heiße Öl geben und goldbraun anbraten.

6 Die Zwiebeln an den Pfannenrand schieben und im heißen Öl die Gewürzpaste bei mittlerer Hitze etwa 2 Minuten garen.

7 Zimt, Kardamom und Curry- oder Lorbeerblätter sowie 1 Esslöffel Wasser zufügen. Die Mischung bei schwacher Hitze rühren, bis das Wasser vollständig aufgenommen bzw. verdampft ist. Die Fleischwürfel in diese Würzmasse geben und wenden.

8 Kokoscreme, Pflanzenfett und bei Bedarf 200 Milliliter Wasser zugeben. Gut umrühren, zudecken und bei mittlerer Hitze ca. 1 1/2 Stunden schmoren lassen. Zwischendurch hin und wieder umrühren.

9 3 Esslöffel von der Sauce abnehmen, mit dem Essig vermischen. Die Flüssigkeit wieder zum Fleisch geben. Mit braunem Zucker und Sojasauce abschmecken und weitere 5 Minuten bei milder Hitze ziehen lassen. Mit Reis servieren.

Pro Portion
2300/549 kJ/kcal
35 g Eiweiß • 39 g Fett
18 g Kohlenhydrate

Tipp In gut sortierten Asialäden lassen sich die meisten Zutaten ohne Schwierigkeiten besorgen. Allerdings wird man auch dort vielleicht bedauernd verneinen, wenn Sie nach Curryblättern fragen. Lassen Sie sich nicht verunsichern. Es ist richtig, dass Curry eigentlich die Bezeichnung für eine Gewürzmischung oder für eine bestimmte Art von Gerichten ist. Wer sich also nicht besonders gut auskennt, wird deshalb behaupten, dass es keine Curryblätter geben könne. Aber das ist falsch. In Sri Lanka habe ich die kleinen Blätter des Curryblattbaums kennen gelernt, die getrocknet angeboten werden. Sie halten sich sehr lange. Sollten Sie also welche finden, schaffen Sie sich am besten einen Vorrat an. Einige Gärtnereien bieten inzwischen auch schon Curryblattpflanzen an.

Wenn Sie alle Zutaten bekommen haben, ist die Zubereitung des thailändischen Rindercurrys noch immer recht aufwändig. Unerfahrene Köche sollten das Gericht zunächst einmal kochen, bevor sie dazu Gäste einladen. Wer sich jedoch einmal daran getraut hat, wird von dem vielschichtigen aromatischen Geschmack begeistert sein. Freunde der exotischen Küche können Sie damit überraschen.

Die bei uns üblichen Currypulver sind Gewürzmischungen, die meist aus Gewürznelken, Gewürzpaprika, Ingwer, Kardamom, Koriander, Kreuzkümmel, Macis, Pfeffer und Zimt hergestellt werden. Auch verschiedene andere Gewürze können noch enthalten sein.

Das thailändische Rindercurry dauert zwar ein wenig länger, dafür ist es ideal, für ein Essen mit Freunden.

Für 4 Portionen

- 1 großes Stück Rinderrippe (mit vier Koteletts)
- 1 Zwiebel
- 1 grüne Paprikaschote
- 6 Knoblauchzehen
- 2 EL Pflanzenfett
- 1 Messerspitze schwarzer Pfeffer
- 1 TL Thymian
- 1 TL geriebener frischer Ingwer
- 1/2 TL Cayennepfeffer
- 50 g frisches Weißbrot
- 4 Lorbeerblätter
- 100 ml trockener Weißwein

■ **Zubereitungszeit: 2 Stunden**

Roastbeef mit Knoblauch

1 Durchbohren Sie das Fleisch, so dass Sie es an der dicksten Stelle füllen können.

2 Die Zwiebel häuten und in kleine Würfel schneiden. Die Paprikaschote waschen, putzen und in kleine Stücke schneiden. 2 Knoblauchzehen abziehen und zerdrücken.

3 Pflanzenfett erhitzen. Zwiebelwürfel, Paprikastückchen und Knoblauch bei mittlerer Hitze darin goldgelb anbraten. Vom Herd nehmen.

4 Pfeffer, Thymian, geriebenen Ingwer und Cayennepfeffer zufügen und mit dem vorbereiteten Gemüse vermischen.

5 Das Weißbrot zerkrümeln und mit dem gewürzten Gemüse zu einer Masse verarbeiten. Diese in das Fleisch füllen.

6 Das Fleisch mit etwas Salz und Pfeffer einreiben. Jedes Kotelett einschneiden.

7 Jeweils eine Knoblauchzehe abziehen, mit einem Lorbeerblatt umwickeln und in das eingeschnittene Kotelett schieben.

8 Das Fleisch in einen Bräter legen und mit 150 Milliliter Wasser und dem Weißwein übergießen. Den Backofen auf 190 °C (Gas Stufe 3, Umluft 170 °C) einstellen. Das Roastbeef im offenen Bräter 1 1/2 Stunden braten. Zwischendurch immer wieder mit Bratensaft übergießen.

9 Das Fleisch aus dem Backofen nehmen und vor dem Aufschneiden 10 Minuten ruhen lassen. In dieser Zeit die Bratenflüssigkeit mit etwas Stärke zu einer sämigen Sauce anrühren. Dazu schmecken Reis oder gegrillte Kartoffeln.

Pro Portion
3056/727 kJ/kcal
38 g Eiweiß • 58 g Fett
8 g Kohlenhydrate

Tipp Rinderrippe am Stück wird wohl nicht alle Tage beim Metzger verlangt. Bestellen Sie das Fleisch deshalb sicherheitshalber in Ihrem Fachgeschäft vor.
Wenn Sie in dem Gericht auf Alkohol verzichten wollen, können Sie natürlich zum Übergießen des Bratens auch 250 Milliliter Wasser nehmen.

Sommerhühnchen

1 Das Fleisch in Streifen schneiden.

2 Die übrigen Zutaten bis auf das Öl miteinander vermischen. Das Fleisch in die Marinade geben und zugedeckt über Nacht im Kühlschrank ziehen lassen.

3 Die Fleischstücke entnehmen und die Marinade aufbewahren.

4 Das Olivenöl in der Pfanne erhitzen. Das marinierte Fleisch zugeben und bei mittlerer Hitze etwa 10 Minuten von allen Seiten gleichmäßig braten.

5 Die restliche Marinade zum Fleisch geben, eine Minute bei schwacher Hitze ziehen lassen und servieren.

Pro Portion

924/220 kJ/kcal

29 g Eiweiß • 11 g Fett

1 g Kohlenhydrate

Für 4 Portionen

- 4 Hähnchenbrustfilets
- 3 EL Zitronensaft
- 1 TL gemahlener Koriander
- 1 TL gemahlener Kreuzkümmel
- 2 TL geriebener frischer Ingwer
- 1 Messerspitze Kurkuma
- 1 TL Minzpaste
- 2 EL Olivenöl

■ *Zubereitungszeit: 20 Minuten, zuzüglich Marinierdauer*

Zu den Hähnchenrollen passt Naturreis. Statt der Orange können Sie auch Obstsorten wie Kiwi, Banane oder Ananas verwenden.

Hähnchenrollen

1 Die Filets der Länge nach halbieren, salzen und pfeffern. Ingwer darüber streuen.

2 Den Käse in acht gleich große Scheiben schneiden und diese auf die Filetstücke legen. Das Fleisch aufrollen und mit Spießen feststecken.

3 Die Butter erhitzen und die Hähnchenrollen darin von allen Seiten anbraten. Weißwein und Brühe angießen und alles bei mittlerer Hitze 25 Minuten garen lassen. Rouladen entnehmen und beiseite legen.

4 Die Crème fraîche, Curry und Honig unter die Sauce ziehen.

5 Die Stärke mit etwas kaltem Wasser anrühren, in die Sauce geben und unter Rühren kurz aufkochen lassen. Das Fleisch nochmal etwa 8 Minuten bei schwacher Hitze in der Sauce ziehen lassen.

6 In der Zwischenzeit die Orange schälen und filetieren.

7 Die Rouladen mit Sauce servieren und mit den Orangenspalten garnieren.

Pro Portion

2921/695 kJ/kcal

45 g Eiweiß • 51 g Fett

10 g Kohlenhydrate

Für 4 Portionen

- 4 Hähnchenbrustfilets
- Salz, Pfeffer
- 1/2 TL geriebener frischer Ingwer
- 250 g mittelalter Gouda
- 4 EL Butter
- 100 ml Weißwein
- 300 ml Gemüsebrühe
- 150 g Crème fraîche
- 1 TL Currypulver
- 2 TL Honig
- 2 TL Stärke
- 1 Orange

■ *Zubereitungszeit: 45 Minuten*

- 4 Kalbsfilets
- 2 EL Zitronensaft
- Ingwerpulver
- Pfeffer
- 500 g große Kartoffeln
- Salz
- 2 kleine Zwiebeln
- 800 g Champignons
- 2 EL Butter
- 250 ml Fleischbrühe
- $1/2$ unbehandelte Zitrone
- $1/2$ unbehandelte Orange
- Muskatnuss
- 125 g Crème fraîche
- 1 EL geriebener frischer Ingwer

■ *Zubereitungszeit:*
50 Minuten

Zitronenkalbsfrikassee

1 Das Kalbfleisch in mundgerechte Würfel schneiden, mit dem Zitronensaft beträufeln, mit einem Hauch Ingwerpulver bestäuben und leicht pfeffern. 15 Minuten abgedeckt durchziehen lassen.

2 Kartoffeln schälen, waschen und vierteln. Die Kartoffelstücke in leicht gesalzenem Wasser 20 Minuten garen.

3 Die Zwiebeln häuten und fein hacken. Die Champignons waschen, putzen und je nach Größe halbieren oder vierteln.

4 Das Fleisch herausnehmen und beiseite stellen.

5 Die gehackten Zwiebeln in der Butter bei mittlerer Hitze glasig werden lassen.

6 Die Champignons zufügen und etwa 6 Minuten braten.

7 Die Fleischstücke wieder in den Bräter geben, mit der Brühe begießen und aufkochen.

8 Zitronen- und Orangenschale reiben und unter das Frikassee rühren. Mit geriebener Muskatnuss würzen, nach Geschmack salzen und pfeffern. Das Ganze 10 Minuten bei mittlerer Hitze kochen.

9 Die Crème fraîche und den geriebenen Ingwer unterziehen und nochmals mit Salz, Pfeffer und Muskat pikant abschmecken.

10 Das Kalbsfrikassee mit den Kartoffeln servieren.

Pro Portion
1883/449 kJ/kcal
36 g Eiweiß • 24 g Fett
24 g Kohlenhydrate

Tipp Machen Sie aus dem Gericht auch einen Augenschmaus und servieren Sie als Kontrast zu dem hellen Frikassee und den hellen Kartoffeln einen kräftig grünen Salat wie Feldsalat oder Römersalat.
Wenn Sie einen intensiven Orangengeschmack mögen, können Sie auch den Rest von der Orange filetieren und entweder in den Salat schneiden oder zum Garnieren des Frikassees verwenden. Dazu entfernen Sie die weiße Haut, teilen die Frucht in Spalten und ziehen deren dünne Haut vorsichtig ab.

Lammkoteletts zitrus

1 Eine Auflaufform einfetten.

2 Orangen unter heißem Wasser waschen, in Scheiben schneiden und auf dem Boden der Form verteilen.

3 Die Lammkoteletts kurz unter fließendem kalten Wasser abspülen und trockentupfen. Mit Salz und Pfeffer kräftig würzen und auf die Orangenscheiben legen.

4 Den Ingwer gründlich mit dem Ahornsirup vermischen und gleichmäßig über die Koteletts träufeln.

5 Die Zitrone heiß abwaschen, in Scheiben schneiden und auf den Fleischstücken verteilen.

6 Die Brühe über das Fleisch gießen und die Form in den Backofen stellen. Bei 180 °C (Gas Stufe 2–3, Umluft 160 °C)

1 Stunde offen im Backofen garen.

7 Den Bratensud in einen Topf abgießen und das Fleisch im ausgeschalteten Backofen ruhen lassen.

8 Die Stärke mit etwas kaltem Wasser glatt anrühren und in den Bratensud geben. Unter ständigem Rühren die Sauce kurz aufkochen und dann bei schwacher Hitze eindicken lassen.

9 Die Lammkoteletts zusammen mit der Sauce und den Zitronen- und Orangenscheiben anrichten.

Pro Portion

1600/381 kJ/kcal

16 g Eiweiß • 32 g Fett

7 g Kohlenhydrate

Für 4 Portionen

- 2 unbehandelte Orangen
- 4 Lammkoteletts
- Salz
- Pfeffer
- 1/2 TL geriebener frischer Ingwer
- 2 TL Ahornsirup
- 1 unbehandelte Zitrone
- 300 ml Fleischbrühe
- 2 TL Stärke

■ *Zubereitungszeit:*
  1 Stunde, 10 Minuten

Tipp Zitrusfrüchte passen sowohl zu Lammfleisch als auch zu Ingwer, so dass mit diesem Rezept eine ideale Kombination erreicht wird. Knoblauchfans können noch zusätzlich 1 bis 2 Zehen zerdrückt in die Marinade aus Ingwer und Ahornsirup geben. Als Beilage eignen sich Reis oder geröstetes Brot.
Es empfiehlt sich, für das Servieren der Speise das Geschirr und die Teller vorzuwärmen und Fleisch und Sauce möglichst heiß darauf zu geben. Das aus dem Fleisch während des Garens ausgetretene Fett erstarrt beim Abkühlen nämlich schon bei Temperaturen zwischen 50 und 30 °C.

Lammkoteletts zitrus, das Rezept von Seite 59, verbindet gekonnt die Säure von Zitrusfrüchten mit der Schärfe des Ingwers. Geschmacksverstärkend wirkt hier der Ahornsirup.

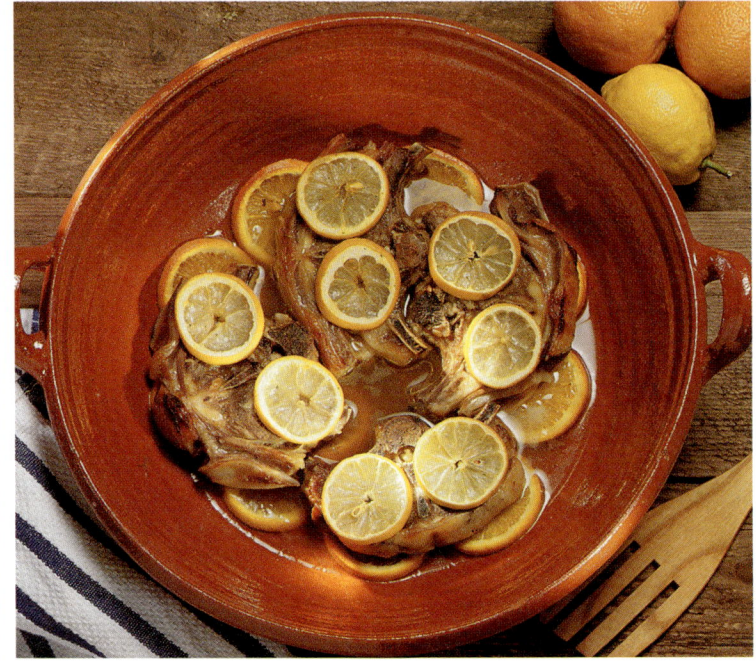

Lammkoteletts mit Leberwurst

Für 4 Portionen

- 4 Lammkoteletts
- 1 Messerspitze Salz
- schwarzer Pfeffer
- 2 TL geriebener frischer Ingwer
- 2 EL Olivenöl
- 100 g feine Leberwurst
- 1 EL Cognac

■ *Zubereitungszeit:*
15 Minuten, zuzüglich
10 Minuten Marinierdauer

1 Lammkoteletts abwaschen und mit Küchenpapier trockentupfen. Die Fettränder an mehreren Stellen einschneiden. Mit Salz und Pfeffer einreiben.
2 Den Ingwer gleichmäßig auf den Koteletts verstreichen. Das Fleisch zudecken und 10 Minuten ziehen lassen.
3 Den Grillrost des Backofens mit Olivenöl einreiben.
4 Die Lammkoteletts bei 180 °C (Gas Stufe 2–3, Umluft 160 °C) auf beiden Seiten jeweils etwa 5 Minuten grillen.
5 Die Leberwurst mit dem Cognac zu einer Creme verrühren.
6 Das Fleisch aus dem Backofen nehmen, mit der Masse bestreichen und für weitere 2 Minuten aufs Grillrost legen. Wenn die Wurstcreme zu schmelzen beginnt, sind die Koteletts fertig.

Pro Portion
2307/549 kJ/kcal
18 g Eiweiß ● 52 g Fett
0 g Kohlenhydrate

Bratreis mit Schinken

1 Den Reis kochen und abkühlen lassen.

2 Aus Sojasauce, Ingwer, Salz, Glutamat, Pfeffer, Chili und Stärkemehl eine Sauce anrühren.

3 Den Reis mit wenig kaltem Wasser vermischen und auflockern, so dass die Reiskörner nicht aneinander kleben.

4 Den Schinken in Streifen schneiden, die Zwiebel häuten und fein hacken.

5 Das Öl erhitzen. Schinken und Zwiebel bei mittlerer Hitze anbraten.

6 Die Eier verquirlen und in die Pfanne geben, sobald die Zwiebeln goldbraun sind. Unter Rühren bei mittlerer Hitze 2 Minuten braten.

7 Den Reis zufügen und alles miteinander mischen.

8 Die Sauce über den Bratreis träufeln, mit Salz, Pfeffer und Chilipulver abschmecken.

Pro Portion

1999/476 kJ/kcal

26 g Eiweiß • 15 g Fett

58 g Kohlenhydrate

Tipp Sie sparen viel Zeit, wenn Sie den Reis schon am Vortag kochen.

Für 4 Portionen

- 300 g Reis
- 2 EL Sojasauce
- ½ TL geriebener frischer Ingwer
- 1 Prise Salz
- 1 Prise Glutamat
- 1 Prise Pfeffer
- 1 Messerspitze Chilipulver
- 1 EL Stärkemehl
- 200 g roher Schinken
- 1 kleine Zwiebel
- 3 EL Speiseöl
- 3 Eier

■ *Zubereitungszeit: 30 Minuten, zuzüglich Zeit zum Abkühlen*

Schnitzel mit Ingwer

1 Die Schnitzel mit dem Zitronensaft beträufeln und im Mehl wenden.

2 Butter erhitzen und das Fleisch darin bei mittlerer Hitze von jeder Seite 4 Minuten braten.

3 Fleischbrühe kurz aufkochen und zum Fleisch geben. Wein ebenfalls zufügen.

4 Den eingelegten Ingwer in sehr dünne Scheiben schneiden und zum Fleisch dazugeben.

5 Die Sahne einrühren und nochmals aufkochen. Mit Ingwerpulver würzen und mit Salz und Pfeffer abschmecken. Diese Zubereitungsart passt auch sehr gut für Kalbsschnitzel.

Pro Portion

2415/577 kJ/kcal

27 g Eiweiß • 45 g Fett

8 g Kohlenhydrate

Für 4 Portionen

- 4 Schweineschnitzel
- 2 EL Zitronensaft
- 30 g Mehl
- 50 g Butter
- 50 ml Fleischbrühe
- 50 ml Weißwein
- 50 g eingelegter Ingwer
- 250 g Sahne
- 1 Messerspitze Ingwerpulver
- Salz, Pfeffer

■ *Zubereitungszeit: 25 Minuten*

Für 4 Portionen

- 1 küchenfertiges Kaninchen (mindestens 1 kg)
- Salz, Pfeffer
- 2 Knoblauchzehen
- 500 g Schalotten
- 2 EL Bratfett
- 250 ml Fleischbrühe (aus dem Glas)
- 150 ml trockener Rotwein
- 1 EL Thymianzweige
- 200 g Schmand
- 1 TL heller Saucenbinder
- 1 Messerspitze Ingwerpulver

■ *Zubereitungszeit: 70 Minuten*

Kaninchen mit Schalotten

1 Das Kaninchen portionsweise zerteilen und kalt abspülen. Mit Küchenkrepp trockentupfen und mit Salz und Pfeffer einreiben.

2 Knoblauch abziehen und in dünne Scheiben schneiden. Schalotten häuten und vierteln.

3 Das Bratfett in einem Bräter erhitzen und die Fleischstücke darin bei starker Hitze von allen Seiten 10 Minuten knusprig braten.

4 Knoblauch und Schalotten zufügen und bei schwacher Hitze 3 Minuten mitgaren.

5 In der Zwischenzeit die Brühe aufkochen.

6 Brühe mit dem Rotwein zum Fleisch geben.

7 Thymianzweige waschen, zufügen und das Ganze aufkochen. Den Fleischtopf bei mittlerer Hitze 30 Minuten kochen lassen.

8 Kaninchen und Schalotten aus dem Bräter nehmen und warm stellen.

9 Schmand in den Bratenfond rühren und diesen mit Saucenbinder andicken. Mit Ingwerpulver würzen und gegebenenfalls mit Salz und Pfeffer abschmecken.

10 Fleisch und Schalotten mit der Sauce servieren.

Pro Portion
1283/306 kJ/kcal
25 g Eiweiß • 22 g Fett
4 g Kohlenhydrate

Tipp Das Fleisch von Wild ist feinfaseriger und dichter als das von Haustieren. Durch längeres Abhängen werden die Muskelfasern lockerer und das Fleisch mürbe. Achten Sie daher beim Einkauf auf gut abgehangene Ware, die jedoch noch nicht stark riechen darf.

Variante Gerichte mit Kaninchen – wie allgemein mit Wild – lassen sich sehr schmackhaft mit gedünsteten halben Birnen (auch aus der Dose) oder Apfelkomkott kombinieren. Garniert mit Preiselbeeren ist dies ein Genuss für Gaumen und Augen. Als sättigende Beilage eignen sich Spätzle oder Kartoffelzubereitungen wie Püree, Kroketten oder Herzoginkartoffeln.

Gerichte mit Fisch oder Meeresfrüchten

Säubern, säuern, salzen, das sind die drei »S« der Fischzubereitung. Da Ingwer ganz besonders gut mit Zitrone harmoniert, ergänzt er auch Fischgerichte auf das Trefflichste.

Scampi in Tomate

1 2 Liter Wasser mit dem Salz zum Kochen bringen, die tiefgefrorenen Scampi hineingeben und kurz aufkochen lassen, bis sie alle eine zarte rosa Färbung angenommen haben.

2 Den Topf von der Platte ziehen. Die Scampi noch etwa 2 Minuten im heißen Wasser ziehen lassen, dann abgießen. Die Scampi abtropfen und abkühlen lassen.

3 Die Tomaten waschen, mit kochendem Wasser überbrühen, häuten, entkernen und in Würfel schneiden.

4 Knoblauch abziehen und zerdrücken. Mit dem Salz und dem Ingwerpulver mischen.

5 Öl erhitzen. Die Scampi hineingeben und etwa 5 Minuten braten, bis sie feine braune Ränder bekommen.

6 Tomaten und die Knoblauch-Würzmischung zufügen. Bei schwacher Hitze 5 Minuten dünsten lassen. Mit Oregano und Rosmarin abschmecken.

Pro Portion
1283/306 kJ/kcal
25 g Eiweiß • 22 g Fett
4 g Kohlenhydrate

Für 4 Portionen
- 500 g tiefgefrorene Scampi
- $1/2$ TL Salz
- 400 g Tomaten
- 2 Knoblauchzehen
- 2 Messerspitzen Salz
- 1 Messerspitze Ingwerpulver
- 4 EL Olivenöl
- Oregano
- Rosmarin

■ *Zubereitungszeit: 20 Minuten*

Tipp Dazu schmeckt hervorragend ein gekühlter frischer Weißwein sowie Weißbrot. Bestreichen Sie die einzelnen Brotscheiben mit Olivenöl, und rösten Sie sie einige Minuten im Backofen. Dann sind sie besonders köstlich. Auch Reis passt gut zu diesem Rezept, vor allem, wenn Sie die Scampi als Hauptgang ausgewählt haben. Ohne Beilage eignet sich die angegebene Menge bei vier Personen eher als Vorspeise.

- 1 kg Tomaten
- 2 Zwiebeln
- 4 Knoblauchzehen
- 4 EL Olivenöl
- 1/2 TL geriebener frischer Ingwer
- Salz, Pfeffer
- getrockneter Thymian
- 250 g geschälte Garnelen
- 700 g Zucchini
- 3 EL Mehl
- 2 EL Speiseöl
- 150 g milder Käse

■ *Zubereitungszeit:*
   1 Stunde

Garnelen in Tomatensauce

1 Tomaten waschen und kurz in kochendes Wasser geben. Nach etwa 2 Minuten entnehmen und mit kaltem Wasser abschrecken. Früchte häuten, halbieren und von Kernen und Stielansätzen befreien. Das Tomatenfleisch hacken.

2 Zwiebeln häuten und in kleine Würfel schneiden. Knoblauchzehen abziehen und zerdrücken.

3 Öl in einer Pfanne erhitzen. Die Zwiebelwürfel hineingeben und bei mittlerer Hitze glasig werden lassen.

4 Den Knoblauch und den geriebenen Ingwer dazugeben und umrühren.

5 Tomaten zufügen, mit Salz, Pfeffer und Thymian würzen. Die Mischung bei schwacher Hitze 5 Minuten ziehen lassen.

6 Garnelen zugeben, alles vom Herd nehmen und zugedeckt warm stellen.

7 Backofen auf 200 °C (Gas Stufe 3, Umluft 180 °C) vorheizen.

8 Zucchini waschen, putzen, jedoch nicht schälen. In Scheiben schneiden und diese salzen und pfeffern. Die Gemüsescheiben von beiden Seiten mit Mehl bestäuben.

9 In einer weiteren Pfanne Speiseöl erhitzen und die Zucchini darin von beiden Seiten kurz anbraten. Aus dem Fett nehmen und auf Küchenpapier abtropfen lassen.

10 Eine Auflaufform einfetten.

11 Die Hälfte der Tomaten und Garnelen in die Form füllen, die Zucchini darüber schichten und darauf die restliche Garnelen-Gemüse-Mischung geben. Den Käse darüber reiben.

12 Im Ofen bei 200 °C 20 Minuten überbacken.

Pro Portion
2031/484 kJ/kcal
26 g Eiweiß • 33 g Fett
23 g Kohlenhydrate

Tipp Anstelle von frischen Garnelen können Sie natürlich auch tiefgefrorene geschälte Ware nehmen. Rechnen Sie mit etwa 4 Stunden für das Auftauen. Als Käse zum Überbacken eignet sich mittelalter Gouda.

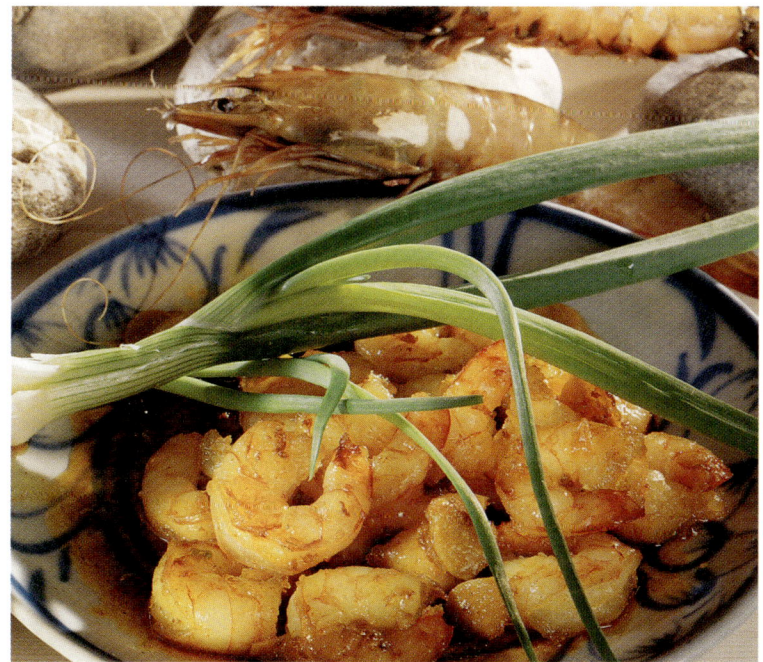

Für alle, die die maritime mit der asiatischen Küche verbinden wollen.

Honiggarnelen mit Ingwer

1 Lauchzwiebeln waschen, putzen und in kleine Stücke schneiden.

2 Öl in einer Pfanne erhitzen. Zwiebelstücke bei mittlerer Hitze anbraten.

3 Knoblauchzehen abziehen und sehr fein hacken. Ingwer dünn schälen und in feine Scheibchen schneiden.

4 Knoblauch, Ingwer und Garnelen zu den Zwiebeln in die Pfanne geben und 5 Minuten braten.

5 Aus Honig, Sojasauce und Currypowder eine zähe Sauce rühren.

6 Die Sauce zu den Garnelen geben, gut verrühren und eine Minute bei mittlerer Hitze kochen lassen.

Als Beilage schmeckt dazu am besten Reis.

Pro Portion

1419/336 kJ/kcal

24 g Eiweiß • 22 g Fett

11 g Kohlenhydrate

Für 4 Portionen

- 1 Bund Lauchzwiebeln
- 4 EL Olivenöl
- 2 Knoblauchzehen
- 15 g frischer Ingwer
- 500 g geschälte Garnelen
- 2 EL Honig
- 2 EL Sojasauce
- 1/2 TL Currypowder (dem Currypulver ähnliche Gewürzmischung)

■ *Zubereitungszeit: 20 Minuten*

Schellfisch pikant

Für 4 Portionen

- 800 g Schellfischfilet
- 2 EL Zitronensaft
- Salz, Pfeffer
- 2 EL Butter
- 2 EL Mehl
- 1/2 l Milch
- 1 TL geriebener frischer Ingwer
- 1 EL Senf
- Zucker
- süßes Paprikapulver

■ *Zubereitungszeit:*
   1 Stunde

1 Das Fischfilet waschen, trockentupfen und in vier Stücke schneiden. Mit dem Zitronensaft beträufeln und mit wenig Salz und Pfeffer einreiben. Den Fisch etwa 30 Minuten ziehen lassen.
2 Die Butter zum Schmelzen bringen. Bei mittlerer Hitze unter ständigem Rühren Mehl zufügen. Die Milch schluckweise zugießen. Dabei immer weiter rühren.

3 Ingwer und Senf in die Sauce rühren. Mit Salz, Zucker und Paprika abschmecken.
4 Die Fischstücke in die Sauce legen und zugedeckt 20 Minuten bei schwacher Hitze garen lassen.

Pro Portion
1427/340 kJ/kcal
41 g Eiweiß ● 13 g Fett
14 g Kohlenhydrate

Seemannscurry

Für 4 Portionen

- 800 g Schellfischfilet
- 1 Zitrone
- Salz
- 50 g Butter
- 1 EL Curry
- 1 Messerspitze Ingwerpulver
- 40 g Mehl
- 1/2 l Gemüsebrühe
- 4 Tomaten
- 250 g Krabben
- 4 EL Schmand
- 1 TL Honig

■ *Zubereitungszeit:*
   40 Minuten

1 Den Fisch unter fließendem Wasser abspülen und mit einem Küchentuch trockentupfen.
2 Zitrone auspressen. Den Fisch damit beträufeln und mit Salz einreiben.
3 Filet in etwa 1/2 Liter Wasser zugedeckt bei mittlerer Hitze 8 Minuten dünsten. Das Wasser dann abgießen und aufbewahren.
4 Fisch in mundgerechte Würfel schneiden und warm stellen.
5 Butter erhitzen. Curry, Ingwerpulver und Mehl einrühren. Das Fischwasser unter ständigem Rühren zugeben.
6 Gemüsebrühe aufkochen

und ebenfalls zufügen. Die Sauce bei mittlerer Hitze 5 Minuten einkochen lassen.
7 In dieser Zeit Tomaten waschen, überbrühen, häuten und das Fruchtfleisch in kleine Würfel schneiden.
8 Tomaten und Krabben in die Sauce geben. Fischwürfel zufügen und alles bei mittlerer Hitze 5 Minuten erwärmen.
9 Schmand und Honig einrühren und heiß servieren.

Pro Portion
1756/420 kJ/kcal
50 g Eiweiß ● 16 g Fett
26 g Kohlenhydrate

Heilbutt mit asiatischem Gemüse

1 Den Reis kochen.

2 Den Fisch kurz waschen und trockentupfen. Mit 2 Esslöffeln Zitronensaft und wenig Salz und Pfeffer einreiben.

3 Knoblauch abziehen und zerdrücken. Zwiebeln abziehen und würfeln. Kohl und Möhren waschen, putzen und klein schneiden. Pilze waschen, putzen und blättrig schneiden. Die Sojabohnensprossen kurz abspülen.

4 Öl erhitzen. Knoblauch und Ingwer hineingeben, kurz anbraten. Gemüse und Sprossen zufügen und 5 Minuten anbraten.

5 Sojasauce und den übrigen Zitronensaft hinzufügen und mit Salz und Pfeffer abschmecken.

6 Speiseöl erhitzen und den Fisch darin etwa 3 Minuten von jeder Seite braten. Den Butt mit einem Hauch Kardamom würzen und mit Reis und Gemüse servieren.

Pro Portion

1851/441 kJ/kcal

33 g Eiweiß • 15 g Fett

46 g Kohlenhydrate

Für 4 Portionen

- 200 g Reis
- 500 g Heilbuttfilet
- 5 EL Zitronensaft
- Salz, Pfeffer
- 2 Knoblauchzehen
- 3 Frühlingszwiebeln
- 1 großer Spitzkohl
- 5 Möhren
- 250 g chinesische Pilze (ersatzweise Champignons)
- 100 g Sojasprossen (Mungobohnensprossen)
- 2 EL Erdnussöl
- 1 TL geriebener frischer Ingwer
- 3 EL Sojasauce
- Speiseöl
- 1 Prise Kardamom

■ *Zubereitungszeit: 30 Minuten*

Ananas-Fisch-Spieße

1 Ananas in Stücke schneiden. Knoblauchzehe abziehen und zerdrücken.

2 Ananassaft oder das Zitronenwasser mit dem Knoblauch und den übrigen Gewürzen verrühren.

3 Fisch in mundgerechte Würfel schneiden und diese in die Marinade geben. Im Kühlschrank zugedeckt eine Stunde ziehen lassen.

4 Fisch aus der Marinade nehmen und leicht abtropfen lassen. Die Marinade aufbewahren.

5 Abwechselnd Fisch und Ananas auf Holzspieße stecken. Im Backofen bei 160 °C (Gas Stufe 1–2, Umluft 140 °C) auf dem Grillrost garen.

6 Zwischendurch die Spieße immer wieder mit Marinade bestreichen. Wenn der Fisch sich leicht mit einer Gabel lockern lässt, kann er serviert werden.

Pro Portion

1108/264 kJ/kcal

35 g Eiweiß • 0,2 g Fett

36 g Kohlenhydrate

Für 4 Portionen

- 400 g Ananas
- 1 Knoblauchzehe
- 4 EL Ananassaft oder 4 EL Wasser mit einem Spritzer Zitrone
- 100 ml Sojasauce
- 3 EL trockener Sherry
- 2 EL brauner Zucker
- 1 EL geriebener frischer Ingwer
- 800 g helles Fischfilet (Rotbarsch oder Kabeljau)

■ *Zubereitungszeit: 15 Minuten, zuzüglich 1 Stunde Marinierdauer*

Für 2–4 Portionen

- 2 große filetierte Seezungen mit Haut
- Salz
- 1 unbehandelte Zitrone
- 1 Bund Dill
- 2 EL Calvados
- 4 EL Sonnenblumenöl
- 4 Lauchzwiebeln
- 400 ml Fischfond (aus dem Glas)
- 100 ml Weißwein
- 1 TL geriebener frischer Ingwer
- 1 säuerlicher Apfel
- 1 TL Speiseöl
- 125 g Sahne
- 2 TL Sahnemeerrettich
- Cayennepfeffer
- rote Pfefferkörner

■ *Zubereitungszeit:*
35 Minuten, zuzüglich
1 Stunde Marinierdauer

Seezunge bietet viel hochwertiges Eiweiß bei gleichzeitig sehr geringen Fettmengen. Sie ist leicht verdaulich, so dass sich das Gericht auch gut als Abendmahlzeit anbietet.

Seezungenröllchen

1 Fischfilets der Länge nach halbieren und salzen.

2 Zitrone unter heißem Wasser waschen, Schale abreiben und dann den Saft auspressen.

3 Dill waschen, trockenschütteln, hacken und mit der abgeriebenen Zitronenschale, dem Zitronensaft, Calvados und dem Sonnenblumenöl vermischen.

4 Fisch in die Sauce legen und zudecken. Eine Stunde im Kühlschrank ziehen lassen.

5 Lauchzwiebeln waschen, putzen und in Ringe schneiden. In leicht gesalzenem Wasser bei mittlerer Hitze 3 Minuten bissfest kochen. Die Zwiebelringe aus dem Wasser nehmen und beiseite stellen.

6 Fischfond mit dem Weißwein einkochen. Sobald sich die Menge deutlich verringert hat, Ingwer dazugeben.

7 Apfel schälen, vierteln und vom Gehäuse befreien. Das Fruchtfleisch in sehr kleine Stücke schneiden. Etwas Speiseöl erhitzen und die Apfelstückchen darin bei mittlerer Hitze andünsten.

8 Apfel und Sahne in den Fischfond rühren.

9 Die Seezungenfilets aus der Marinade nehmen und mit der Hautseite nach innen aufrollen. In den Fischfond geben und bei mittlerer Hitze 8 Minuten garen lassen.

10 Sahnemeerrettich unterrühren und mit Salz und einem Hauch Cayennepfeffer abschmecken.

11 Fisch mit der Sauce und den Lauchzwiebelringen anrichten und mit wenigen roten Pfefferkörnern bestreuen.

Pro Portion
2141/510 kJ/kcal
37 g Eiweiß • 33 g Fett
8 g Kohlenhydrate

Tipp Wichtig bei diesem Gericht – und generell wenn Sie Fisch zubereiten – ist das Säuern vor dem Garen. Am einfachsten nimmt man Zitronensaft, hier verwenden wir eine gewürzte Marinade. Das Säuern festigt das locker gepackte Muskelgewebe. Sie können es an den weißer werdenden Filets erkennen. Wenn Sie danach den Fisch garen, zerfällt er nicht so leicht.

Fruchtiges Lachsfilet

1 Die Erbsen auftauen.

2 Zitronen unter heißem Wasser abbürsten. Eine Zitrone der Länge nach achteln. Die beiden anderen auspressen und den Saft zur Seite stellen.

3 Champignons putzen und in Scheiben schneiden.

4 Möhren waschen, putzen und ebenfalls in dünne Scheiben schneiden.

5 Möhren und Erbsen in wenig Wasser bei mittlerer Hitze 4 Minuten kochen und abgießen.

6 Den Fisch in etwa 2 Zentimeter dicke Streifen schneiden, mit Zitronensaft beträufeln und von allen Seiten leicht salzen und pfeffern.

7 Gemüsebrühe zusammen mit dem geriebenen Ingwer aufkochen. Die Speisestärke in etwa der Hälfte der Sahne glatt anrühren und in die Brühe einrühren. Die restliche Sahne zugeben. Kurz unter Rühren bei mittlerer Hitze kochen lassen.

8 Möhren, Erbsen und Champignons in die Sauce geben und bei schwacher Hitze 3 Minuten erwärmen.

9 Mit Salz und Pfeffer abschmecken.

10 Eine Auflaufform einfetten. Die Gemüsesauce einfüllen, den Lachs darauf legen und im Backofen bei 175 °C (Gas Stufe 2, Umluft 150 °C) ca. 20 Minuten garen.

11 Den Fisch mit dem restlichen Zitronensaft beträufeln und mit den Zitronenachteln dekoriert servieren.

Pro Portion
3502/837 kJ/kcal
58 g Eiweiß • 51 g Fett
26 g Kohlenhydrate

Für 2 Portionen

- 150 g Erbsen (tiefgekühlt)
- 3 unbehandelte Zitronen
- 100 g Champignons
- 2 Möhren
- 500 g Lachsfilet
- Salz, weißer Pfeffer
- 100 ml Gemüsebrühe
- 1 TL geriebener frischer Ingwer
- 2 EL Speisestärke
- 100 g Sahne
- Fett für die Form

■ *Zubereitungszeit:
45 Minuten*

Tipp Der Lachsauflauf wirkt durch den Zitronensaft herrlich frisch. Reichen Sie dazu Naturreis mit frischer Petersilie.
Dieses Gericht bietet Ihnen dann reichlich wichtige Vitamine: Vitamin D aus dem Fisch, Vitamin C aus den Zitronen, Karotine (daraus entsteht im Körper Vitamin A) aus den Möhren und Petersilie und B10-Vitamine aus dem Reis. Und schließlich liefert der Lachs auch noch hochwertiges Fett mit einem großen Anteil an ungesättigten Fettsäuren.

Gemüsegerichte mit Ingwer

Gemüse ist eine ausgesprochen gesunde Köstlichkeit – sei es als Beilage oder als Hauptgericht. Unsere traditionellen Gemüse bekommen durch Ingwer einen ganz neuen Geschmack. Auf diese Entdeckung sollten Sie nicht verzichten.

Tomaten-Lauch-Gratin

Für 4 Portionen

- 1 kg Lauchstangen
- 800 g Tomaten
- 250 g gekochter Schinken
- 1 Eigelb
- 200 ml Milch
- $\frac{1}{2}$ TL Ingwerpulver
- Salz, Pfeffer
- 2 EL Semmelbrösel
- 100 g Gouda

■ *Zubereitungszeit: 40 Minuten*

1 Lauch putzen, waschen und in breite Ringe schneiden.

2 2 Liter Wasser zum Kochen bringen und die Lauchringe darin bei starker Hitze 2 Minuten vorkochen. Das Gemüse in einem Sieb abtropfen lassen.

3 Tomaten waschen und halbieren. Die holzigen Stielansätze entfernen und die Tomaten in Scheiben schneiden.

4 Schinken in breite Streifen schneiden.

5 Den Backofen auf 200 °C (Gas Stufe 3–4, Umluft 180 °C) vorheizen. Eine Auflaufform einfetten.

6 Lauch, Tomaten und Schinken sollten abwechselnd in breiten Streifen nebeneinander (nicht übereinander!) geschichtet werden.

7 Eigelb verquirlen, mit der Milch vermischen und mit dem Ingwerpulver, Salz und Pfeffer würzen. Die Flüssigkeit gleichmäßig über das Gratin gießen. Semmelbrösel darüber streuen. Den Käse über das Tomaten-Lauch-Gratin reiben.

8 Die Form in den Backofen schieben und das Gratin überbacken, bis es goldbraun ist.

Pro Portion
1645/392 kJ/kcal
34 g Eiweiß • 14 g Fett
33 g Kohlenhydrate

Tipp Wenn Sie einen intensiven Lauchgeschmack mögen, können Sie die Lauchringe auch in wenig Wasser oder Butter bis zum gewünschten Garzustand dünsten. Berücksichtigen Sie dabei, dass beim kurzen Gratinieren das Gemüse nicht mehr weiter gart. Der Vorteil des Dünstens liegt auch darin, dass weniger Vitamine und Mineralstoffe verloren gehen.

Zuckerschoten- und Möhrengemüse

1 Die Zwiebel häuten und fein hacken. Die Zuckerschoten waschen und putzen.

2 Das Öl erhitzen und Zwiebel und Zuckerschoten darin bei mittlerer Hitze 3 Minuten dünsten. 4 Esslöffel Wasser zugeben und das Gemüse 2 Minuten weitergaren.

3 Möhren waschen, putzen und in dünne Scheiben schneiden.

4 Butter erhitzen, Möhren und Ingwer hineingeben und bei mittlerer Hitze 5 Minuten andünsten. Mit Kurkuma und Zimt und nach Geschmack

mit etwas Salz würzen.

5 Limette auspressen und den Saft zu den Möhren geben.

6 Das Gemüse zugedeckt bei schwacher Hitze 2 Minuten kochen lassen.

7 Sesamsamen ohne Fett in einer kleinen Pfanne rösten.

8 Möhren und Zuckerschoten auf Tellern anrichten und die Sesamsamen darüber streuen.

Pro Portion

2194/522 kJ/kcal

45 g Eiweiß • 16 g Fett

65 g Kohlenhydrate

Süße Möhren

1 Möhren waschen, putzen, in etwa 1 cm dicke Scheiben schneiden und in wenig Wasser bei mittlerer Hitze dünsten. Gemüse mit dem geriebenen Ingwer vermischen und in einer Schüssel warm stellen.

2 Zucker, Butter und die Milch unter ständigem Rühren bei mittlerer Hitze aufkochen las-

sen. Die Masse glatt rühren und den Puderzucker nach und nach zufügen.

3 Guss über die Möhren verteilen und mit Mandeln bestreuen.

Pro Portion

1800/429 kJ/kcal

5 g Eiweiß • 14 g Fett

72 g Kohlenhydrate

Tipp Möhren sind gesund und äußerst schmackhaft. Sie passen besonders gut mit Ingwer zusammen.

Für 4 Portionen

- 1 Zwiebel
- 400 g Zuckerschoten
- 1 EL Olivenöl
- Salz, Cayennepfeffer
- 500 g Möhren
- 1 EL Butter
- 1 TL geriebener frischer Ingwer
- 1 Prise Kurkuma
- 1 Messerspitze Zimt
- 1 Limette
- 2 EL Sesamsamen

■ *Zubereitungszeit:*
  30 Minuten

Viele Kinder mögen gerne Möhren. Diese Variante mit dem süßen Guss dürfte besonders gut bei den Kleinen ankommen.

Für 4 Portionen

- 800 g junge Möhren
- 1 TL geriebener frischer Ingwer
- 2 EL brauner Zucker
- 30 g Butter
- 1 EL Milch
- 200 g Puderzucker
- 50 g gestiftelte Mandeln

■ *Zubereitungszeit:*
  15 Minuten

Das Zuckerschoten- und Möhrengemüse von Seite 71 kann entweder als eigene Mahlzeit oder auch als Beilage serviert werden.

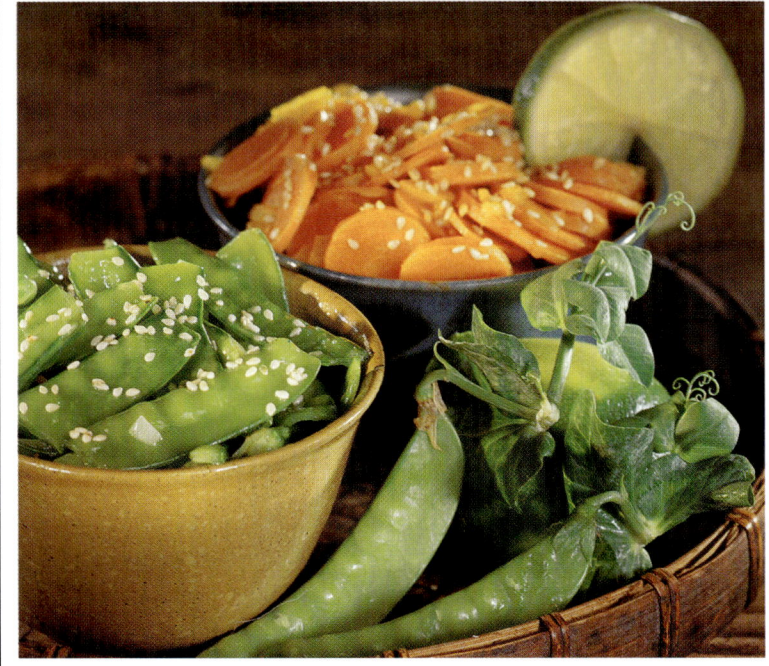

Gemüsetopf

Für 4 Portionen

- 2 kleine Auberginen
- 1 Gemüsezwiebel
- 2 EL Olivenöl
- 2 Stangen Lauch
- 4 Zucchini
- 1 kleines Stück Ingwerwurzel
- Salz, Pfeffer
- Knoblauchpulver
- 250 ml Gemüsesaft
- 150 g geriebener Parmesan

■ *Zubereitungszeit:
1 Stunde, 20 Minuten*

1 Auberginen waschen und putzen, Gemüsezwiebel häuten. Beides in Scheiben schneiden.
2 Öl erhitzen und die Gemüsescheiben darin bei mittlerer Hitze 5 Minuten anbraten.
3 Lauch und Zucchini waschen, putzen und in Scheiben schneiden.
4 Eine verschließbare Auflaufform einfetten und das Gemüse hineinschichten.
5 Ingwer dünn schälen, sehr fein hacken. Mit den übrigen Gewürzen gleichmäßig über das Gemüse geben. Gemüsesaft über den Auflauf gießen und mit dem Parmesankäse bestreuen.
6 Die Form verschließen und in den Backofen schieben. Das Gemüse bei 180 °C (Gas Stufe 2–3, Umluft 160 °C) eine Stunde garen.

Pro Portion
1334/318 kJ/kcal
18 g Eiweiß • 21 g Fett
15 g Kohlenhydrate

Gefüllte Auberginen

1 Knoblauch abziehen und hacken. Linsen in ein feines Sieb geben und unter fließendem kalten Wasser abspülen.

2 ½ Liter Wasser zum Kochen bringen. Die Linsen, den Knoblauch und den geriebenen Ingwer zufügen und bei schwacher Hitze etwa 8 Minuten weich kochen.

3 Den Backofen auf 190 °C (Gas Stufe 3, Umluft 170 °C) vorheizen.

4 Die Auberginen waschen, putzen und der Länge nach halbieren. Mit einem Löffel das Fruchtfleisch herauslösen, ohne die Schale zu beschädigen. Dabei sollte ein etwa 1 Zentimeter breiter Rand stehenbleiben.

5 Das herausgenommene Fruchtfleisch in kleine Würfel schneiden.

6 Auflaufform einfetten und die halben Auberginen hineinsetzen. Oliven- und Sonnenblumenöl miteinander vermischen. Mit etwa 3 Esslöffel davon die Hälften bestreichen. Wenig Salz und Pfeffer hineinstreuen.

7 Die Form für etwa 10 Minuten bei 190 °C in den Backofen schieben und die Auberginen bissfest vorgaren.

8 Frühlingszwiebeln waschen, putzen und in kleine Stücke schneiden. Tomaten kurz mit kochendem Wasser überbrühen und anschließend sofort kalt abschrecken. Die Haut und die Kerne entfernen und das Fruchtfleisch in kleine Würfel schneiden.

9 Die Zwiebeln in 3 Esslöffeln Öl anbraten und mit dem Currypulver bestreuen. Tomaten, Auberginenwürfel und die restlichen Gewürze zufügen. Bei schwacher Hitze 5 Minuten dünsten lassen.

10 Die Linsen abgießen, durch ein feines Sieb abtropfen lassen, zum Gemüse geben und unterheben.

11 Die fertige Mischung in die Auberginen füllen. Die Hälften mit dem restlichen Öl beträufeln und ca. 15 Minuten bei 180 °C (Gas Stufe 2–3, Umluft 160 °C) überbacken.

Pro Portion

1400/511 kJ/kcal
10 g Eiweiß • 41 g Fett
26 g Kohlenhydrate

Für 4 Portionen

- 2 Knoblauchzehen
- 120 g geschälte rote Linsen
- 1 TL geriebener frischer Ingwer
- 2 große Auberginen
- 4 EL Olivenöl
- 4 EL Sonnenblumenöl
- Salz, Pfeffer
- 2 Frühlingszwiebeln
- 200 g Tomaten
- 2 TL Currypulver
- 1 Messerspitze Zimt
- 1 Messerspitze Cayennepfeffer

■ *Zubereitungszeit: 45 Minuten*

Wenn Sie geschälte rote Linsen verarbeiten, sollten Sie darauf achten, dass diese nicht schon beim Vorkochen zu weich werden. Es besteht sonst die Gefahr, dass sie zerfallen. Probieren Sie schon nach sechs Minuten, ob die Linsen gar sind. Verwenden Sie sie lieber etwas fester weiter. Beim Überbacken werden sie auf jeden Fall weich genug.

Für 4 Portionen

- 300 g Kartoffeln
- 1 Zwiebel
- 2 EL Butter
- 2 EL Milch
- 1 Messerspitze Ingwerpulver
- Salz, Pfeffer
- geriebene Muskatnuss
- 4 Eier
- 2 Tomaten
- getrockneter Oregano

■ *Zubereitungszeit:*
  45 Minuten

Naturreis benötigt Garzeiten zwischen 25 und 40 Minuten, je nach Sorte und Geschmack. Probieren Sie während des Kochens ab und zu ein paar Körnchen und bestimmen Sie selbst, wie bissfest Sie den Reis mögen.

Für 4–6 Portionen

- 250 g Naturreis
- 1 EL Butter
- 50 g eingelegter Ingwer
- 1 Messerspitze Ingwerpulver

■ *Zubereitungszeit:*
  30 Minuten

Kartoffel-Ei-Auflauf

1 Kartoffeln schälen, waschen und in kleine Stücke schneiden. In 100 Milliliter leicht gesalzenem Wasser bei mittlerer Hitze in 15 Minuten gar dünsten. Das Garwasser nicht abgießen.

2 Zwiebel häuten und fein hacken. Butter erhitzen und die Zwiebel darin bei mittlerer Hitze glasig dünsten.

3 Die Zwiebeln mit dem Fett zu den gekochten Kartoffeln geben. Diese mit einem Stampfer unter Zugabe von Milch pürieren. Ingwerpulver unterrühren und den Kartoffelbrei mit Salz, Pfeffer und Muskat abschmecken.

4 Auflaufform einfetten und die Kartoffelmasse hineingeben.

5 Vier Vertiefungen in die Masse drücken und jeweils ein Ei behutsam hineingleiten lassen, damit die Eigelbe nicht zerfließen.

6 Tomaten waschen, von den Stielansätzen befreien und in Scheiben schneiden. Diese um die Eier herum auf dem Auflauf verteilen. Etwas Oregano über die Tomaten streuen und den Auflauf 20 Minuten bei 190 °C (Gas Stufe 3, Umluft 170 Grad) im Backofen backen.

Pro Portion
958/228 kJ/kcal
9 g Eiweiß • 15 g Fett
14 g Kohlenhydrate

Ingwerreis

1 Reis nach Anleitung garen. In ein Sieb geben und abtropfen lassen.

2 Butter erhitzen. Den eingelegten Ingwer in sehr dünne Scheiben schneiden und in der Butter bei schwacher Hitze 2 Minuten anbraten.

3 Den Reis dazugeben und bei schwacher Hitze schwenken, bis er körnig ist.

4 Ingwerpulver darüber verteilen und unterheben.

Pro Portion
1060/253 kJ/kcal
5 g Eiweiß • 3 g Fett
49 g Kohlenhydrate

Tipp Ideal zu exotischen Hauptgerichten mit Fleisch oder Fisch.

Gemischtes Senfgemüse

1 Blumenkohl waschen, putzen und in Röschen zerteilen.

2 Die Salatgurke schälen, der Länge nach vierteln, von Kernen befreien und das Fruchtfleisch in kleine Würfel schneiden.

3 Zucchini ebenfalls schälen, längs vierteln, entkernen und das Fleisch klein würfeln.

4 Schalotten häuten und der Länge nach achteln.

5 Paprika waschen, halbieren, putzen und in feine Streifen schneiden.

6 Das Salz in etwa 2 Liter Wasser geben und gründlich durchrühren. Gemüse zugeben und über Nacht ziehen lassen.

7 Gemüse kurz aufkochen und bei schwacher Hitze 15 Minuten garen. Wasser abgießen.

8 Senfpulver, Ingwerpulver, Mehl und Zucker in $1/3$ des Essigs zu einer glatten Sauce verrühren.

9 Den restlichen Essig in einem großen Topf kurz aufkochen und die Sauce unterrühren. Das Ganze bei schwacher Hitze 15 Minuten einkochen lassen. Zwischendurch ab und zu umrühren.

10 Das Gemüse in die Sauce geben und alles gründlich mischen. Senfgemüse in Einmachgläser füllen und diese fest verschließen.

Pro Portion

1387/332 kJ/kcal
8 g Eiweiß • 2 g Fett
66 g Kohlenhydrate

Für 4–6 Portionen

- 250 g Blumenkohl
- 200 g Salatgurke
- 500 g Zucchini
- 250 g Schalotten
- 150 g grüne Paprika
- 4 EL Salz
- 1 EL Senfpulver
- 1 TL Ingwerpulver
- 100 g Mehl
- 150 g brauner Zucker
- $1/2$ l Weinessig

■ *Zubereitungszeit: 1 Stunde, zuzüglich 24 Stunden zum Durchziehen*

Tipp Das eingelegte Gemüse hält sich ca. 3 Monate. Sie können es hervorragend als Beilage zum Grillen oder für ein Fondue verwenden.

Natürlich eignen sich auch andere Gemüsesorten – da ist ganz einfach Ihr persönlicher Geschmack gefragt. Sehr appetitlich sieht es aus, wenn Sie verschiedene Farben kombinieren. Tauschen Sie z. B. die grüne Paprika gegen rote oder gelbe Schoten aus. Sehr viel schneller geht die Zubereitung, wenn Sie auf das Durchziehen über Nacht verzichten und stattdessen das Gemüse gut salzen und in wenig Wasser dünsten. So werden auch die Vitamine und Mineralstoffe besser geschont.

Für 4–6 Portionen

- 2 Knollen Sellerie
- Salz
- 2 Eier
- 8 EL Vollkornmehl
- 8 EL Haferflocken
- 6 EL Butter
- 500 g Speisequark
- 4 EL Milch
- 1 Beet Kresse
- 1 Bund Schnittlauch
- 1/2 Bund Dill
- 1 Messerspitze Ingwerpulver
- Salz, Pfeffer

■ *Zubereitungszeit:*
50 Minuten

Sellerietaler

1 Sellerie schälen, kurz waschen, in Scheiben schneiden und in leicht gesalzenem Wasser bei mittlerer Hitze 15 Minuten kochen.

2 Wasser abgießen und Gemüsescheiben beiseite stellen.

3 Eier verquirlen. Sellerie zunächst in Mehl, dann in Ei und zum Schluss in den Haferflocken wenden.

4 Butter erhitzen und die Selleriescheiben bei mittlerer Hitze von jeder Seite 5 Minuten goldbraun ausbacken. Fertige Taler jeweils warm stellen.

5 Den Quark mit der Milch glatt rühren.

6 Die Kresse vom Wurzelbett abschneiden, in ein Sieb geben und unter fließendem Wasser abspülen. Schnittlauch und Dill waschen und zur Kresse geben. Kräuter trockenschütteln, hacken und unter den Quark rühren.

7 Ingwerpulver zufügen und kräftig verrühren. Mit Salz und Pfeffer abschmecken.

8 Die Sellerietaler mit dem Quark servieren.

Pro Portion

2054/491 kJ/kcal
28 g Eiweiß • 25 g Fett
35 g Kohlenhydrate

Zwiebeln in Ingwersahne

1 Die Zwiebeln abziehen.

2 Butter in einem Topf erhitzen und die Zwiebeln darin bei mittlerer Hitze 10 Minuten andünsten.

3 Die Hälfte der Sahne und den Ingwer einrühren. Zwiebeln zugedeckt bei schwacher Hitze weitere 10 Minuten dünsten.

4 In der Zwischenzeit die restliche Sahne mit dem Mehl glatt rühren. Die Mischung in den Sud des Gemüses gießen, dabei ständig rühren.

5 Zwiebeln bei schwacher Hitze 3 Minuten ziehen lassen, bis die Sauce etwas eingedickt ist. Mit Salz, Pfeffer und süßem Paprikapulver würzen.

Pro Portion

1439/344 kJ/kcal
4 g Eiweiß • 31 g Fett
12 g Kohlenhydrate

Für 4–6 Portionen

- 600 g kleine Zwiebeln
- 50 g Butter
- 250 g Sahne
- 1/2 TL geriebener frischer Ingwer
- 1 TL Mehl
- Salz, Pfeffer
- süßes Paprikapulver

■ *Zubereitungszeit:*
35 Minuten

Desserts und Süßigkeiten

Ingwer als süße Zubereitung ist vielen von uns bekannt. Ob als kandierter Ingwer oder als Schokostäbchen, als süße Nascherei hat er viele Freunde gefunden.

Kandierter Ingwer

1 Den Ingwer dünn schälen und in Streifen (ca. 1 Zentimeter dick, 1 Zentimeter breit und 3 Zentimeter lang) schneiden.

2 Zucker in ½ Liter Wasser verrühren und aufkochen, die Ingwerstücke hineingeben und etwa eine Stunde bei schwacher Hitze ziehen lassen. Achten Sie darauf, dass die Mischung nicht kocht.

3 Topf vom Herd nehmen und 24 Stunden zugedeckt durchziehen lassen.

4 Ingwerstäbchen entnehmen und auf einem Kuchengitter 24 Stunden trocknen lassen.

Gesamt
6090/1400 kJ/kcal
0 g Eiweiß • 0 g Fett
350 g Kohlenhydrate

Tipp Am Anfang ist es nicht ganz einfach, aus dem ungleichmäßig geformten Wurzelstock Stäbchen oder Formen zu schneiden. Mit ein wenig Übung gelingt es meistens dennoch: So sind Ingwerpflaumen, -kirschen oder -nüsse äußerst dekorativ.

Für 4 Portionen
- 500 g frische Ingwerwurzel
- 350 g Kristallzucker

- ■ *Zubereitungszeit:*
  70 Minuten, zuzüglich
  2 Tage zum Durchziehen
  und Trocknen

Süßwaren lassen sich am besten in einer gut verschließbaren Dose aufbewahren, wo sie vor Feuchtigkeit, Licht und Geruch geschützt sind. Achten Sie darauf, dass die Lagertemperatur gleich bleibt.

Ingwer in Schokolade

1 Den Ingwer wie oben beschrieben mit 350 Gramm Zucker kandieren.

2 Die Kuvertüre über einem Wasserbad schmelzen.

3 Die kandierten Ingwerstücke hineintauchen, vorsichtig herausnehmen und auf einem Kuchengitter fest werden lassen.

Gesamt
12478/2971 kJ/kcal
16 g Eiweiß • 90 g Fett
512 g Kohlenhydrate

Für ca. 40 Stücke
- 500 g frische Ingwerwurzel
- 350 g Kristallzucker
- 200 g Zartbitter-Kuvertüre

- ■ *Zubereitungszeit:*
  siehe oben,
  zuzüglich 10 Minuten

Für ca. 20 Stücke

- 100 g in Sirup eingelegte Ingwerstücke
- 350 g Zucker
- 70 g Honig
- 50 g Butter
- 150 g Sahne

■ *Zubereitungszeit: 30 Minuten*

Die Happen lassen sich eine gute Woche in einer verschließbaren Dose aufbewahren.

Ingwerhappen

1 Ingwerstücke entnehmen und abtropfen lassen. Sirup aufbewahren.

2 Eine kleine Auflaufform (ca. 17,5 × 12,5 Zentimeter) einfetten.

3 Zucker, Honig, Butter und Sahne in einem großen Topf bei schwacher Hitze unter ständigem Rühren erwärmen. Wenn die Butter geschmolzen und der Zucker aufgelöst ist, die Mischung bei mittlerer Hitze zugedeckt 3 Minuten kochen lassen.

4 Den Deckel vom Topf nehmen und die Masse auf 116 °C erhitzen.

5 Topf vom Herd nehmen und in etwa 1 Zentimeter tiefes kaltes Wasser stellen.

6 Vom beiseite gestellten Ing-wersirup 1 Esslöffel abnehmen und in den Topf geben. Mit einem Holzlöffel mit Loch die Masse schlagen, bis sie spürbar dick wird.

7 Eine flache eckige Form einfetten und die Masse hineingeben.

8 Die abgetropften Ingwerstücke fein hacken und gleichmäßig in den Brei streuen und erkalten lassen. Wenn die Masse fest wird, mit einem gefetteten Messer mundgerechte Würfel anzeichnen. Die Süßigkeit ganz fest werden lassen. Zum Servieren auseinander schneiden.

Gesamt
11522/2743 kJ/kcal
6 g Eiweiß • 88 g Fett
482 g Kohlenhydrate

Tipp Die Zubereitung der Ingwerhappen ist nicht ganz einfach. Sie sollten auf jeden Fall ein Thermometer benutzen, um exakt bestimmen zu können, wann 116 °C erreicht sind. Denn wenn Sie zu hoch erhitzen, brennt Ihnen die Masse zu schnell an. Ein solches Thermometer können Sie in gut sortierten Haushaltswarengeschäften kaufen oder in Läden, die Produkte für selbst hergestellte Kosmetika anbieten.

Für ein gutes Ergebnis ist es auch wichtig, dass Sie die Masse fast die ganze Zeit über kräftig rühren oder schlagen, damit die Sahne und der Zucker nicht anbrennen.

Ingwermüsli

Für 2–4 Portionen

- 1 Banane
- 1 Apfel
- 400 g Speisequark
- 1 EL Zitronensaft
- ½ TL geriebener frischer Ingwer
- 100 ml Milch
- 4 EL Honig
- 120 g Cornflakes
- 4 EL körnige Haferflocken

■ *Zubereitungszeit: 10 Minuten*

1 Banane schälen und in dünne Scheiben schneiden. Apfel schälen, vierteln, vom Gehäuse befreien und die Apfelstücke nochmals vierteln.

2 Das Obst zusammen mit dem Quark, dem Zitronensaft, dem Ingwer, der Milch und dem Honig in einen Mixer geben und pürieren.

3 Cornflakes und Haferflocken unterheben.

Pro Portion

1527/413 kJ/kcal

16 g Eiweiß • 13 g Fett

45 g Kohlenhydrate

Tipp Das Müsli ist ein exotischer Nachtisch, der sehr gut zu einem sommerlich frischen Menü passt. Ebenso gut eignet es sich aber auch als Fitfrühstück, nach dem Sie gestärkt, aber nicht belastet in den Tag starten können.

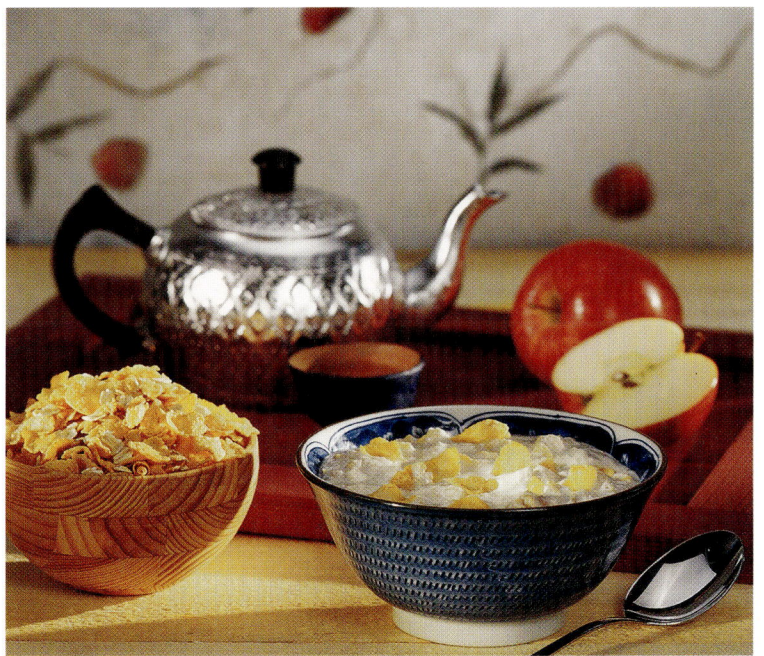

Süß und pikant? Das Ingwermüsli gewinnt durch die Schärfe der Wurzel eine besondere Note, da es das Fruchtaroma noch unterstreicht.

Für 4 Portionen

- 250 g Erdbeeren
- 2 Orangen
- 1/2 Honigmelone
- 2 säuerliche Äpfel
- 4 Kiwis
- 2 TL Honig
- 1 TL grüner Pfeffer
- 1 Messerspitze geriebener frischer Ingwer

■ *Zubereitungszeit: 15 Minuten*

Obstsalat

1 Erdbeeren waschen, putzen und halbieren. Orangen schälen und filetieren. Die Fruchtspalten halbieren. Die Melone vierteln, das Fruchtfleisch aus der Schale lösen und in mundgerechte Stücke schneiden. Äpfel schälen, vierteln und vom Gehäuse befreien. Die Apfelstücke klein schneiden. Haut der Kiwis abziehen. Das Fruchtfleisch vierteln.

2 Honig mit dem grünen Pfeffer und dem Ingwer verrühren.

3 Das gesamte Obst in eine Schüssel geben und den gewürzten Honig gründlich untermischen.

Pro Portion
473/112 kJ/kcal
2 g Eiweiß • 1 g Fett
24 g Kohlenhydrate

Tipp Ingwer passt gut zu Obst, besonders zu leicht säuerlichen Früchten. Je nach Saison können Sie das Rezept selbstverständlich verändern. Sehr süße Sorten, wie z. B. Bananen, sind allerdings weniger geeignet.

Bananencreme

1 Die Bananen pellen und zerdrücken. Zusammen mit dem Zucker und dem Zitronensaft bei schwacher Hitze 10 Minuten dünsten.

2 Den Brei abkühlen lassen und Ingwer und Joghurt unterrühren.

3 In Dessertschalen füllen und mit Kokosraspeln bestreuen. Sofort servieren.

Pro Portion
946/225 kJ/kcal
4 g Eiweiß • 4 g Fett
45 g Kohlenhydrate

Für 4– 6 Portionen

- 4 Bananen
- 80 g Zucker
- 3 TL Zitronensaft
- 2 TL geriebener frischer Ingwer
- 300 g Joghurt
- 2 EL Kokosraspeln

■ *Zubereitungszeit: 30 Minuten*

Tipp In gut sortierten Obst- und Gemüsegeschäften bekommen Sie sehr kleine Bananen. Sie schmecken etwas säuerlicher als die am häufigsten konsumierten Sorten. Wenn Sie die Creme mit den kleineren gelben Früchten probieren wollen, sollten Sie zwei mehr verwenden.

Limonenmousse mit Ingwersauce

Für 4–6 Portionen

- 3 Blatt weiße Gelatine
- 150 g Streichrahm
- 150 g Joghurt
- 3 Limetten, ersatzweise 1½ große Zitronen
- 60 g Zucker
- 200 g Sahne
- 250 g frische Ananas
- 1 kleines Stückchen möglichst junge Ingwerwurzel
- 2 frische Feigen

■ *Zubereitungszeit: 15 Minuten, zuzüglich 12 Stunden zum Festwerden*

1 Gelatine in wenig kaltem Wasser einweichen.

2 Streichrahm und Joghurt miteinander mischen.

3 2 Limetten (oder 1 Zitrone) auspressen, 2 Esslöffel des Safts beiseite stellen und den Rest mit 50 Gramm des Zuckers verrühren. Zu der Joghurtmasse geben.

4 Die Gelatine ausdrücken und in wenig Wasser bei schwacher Hitze auflösen. Zunächst etwas Creme in die flüssige Gelatine rühren, dann diese Mischung unter die Limettenmasse ziehen.

5 Die Creme kühl stellen und warten, bis sie fest zu werden beginnt. In der Zwischenzeit kann die Sahne steif geschlagen werden. Diese wird dann unter die Limettencreme gehoben. Über Nacht kalt stellen.

6 Die Ananas schälen, in Scheiben schneiden und den mittleren faserigen Strunk entfernen. Ananasscheiben in sehr kleine Stücke schneiden und mit den zur Seite gestellten 2 Esslöffel Limettensaft und dem restlichen 10 Gramm Zucker pürieren.

7 Den Ingwer sehr dünn schälen und fein hacken. Zum Ananaspüree geben und kräftig durchrühren.

8 Die Sauce auf vier Dessertteller verteilen, von der Limettenmousse Bällchen abstechen und in die Sauce setzen.

9 Die restliche Limette oder Zitronenhälfte in Scheiben schneiden, die Feigen waschen und vierteln und damit jeden Teller garnieren.

Pro Portion

1753/418 kJ/kcal

7 g Eiweiß • 29 g Fett

37 g Kohlenhydrate

Servieren Sie, sobald die Dessertteller hergerichtet sind, denn in der frischen Ananas befindet sich ein Enzym, das die Gelierfähigkeit der Gelatine zerstört.

Tipp Das Verarbeiten von Gelatine wird von vielen gefürchtet. Doch so schwer ist es gar nicht, wenn man an zwei Dinge denkt: Die Gelatine zum Auflösen darf man nicht zu hoch erhitzen, weil sie sonst nicht mehr geliert. Außerdem sollte die Creme, in die sie eingerührt wird, nicht zu kalt sein, sonst bilden sich Gelfäden. Am besten daher Streichrahm und Joghurt einige Zeit vorher aus dem Kühlschrank nehmen.

Für 12 Tortenstücke

- 125 g Mehl
- 200 g Zucker
- 20 g Kokosraspeln
- 75 g Butter
- 3 EL Mangokonfitüre
- 2 TL geriebener frischer Ingwer
- 2 Eier
- 75 g Stärke
- 750 g Rhabarber
- 2 EL Zitronensaft
- 2 EL Orangensaft
- 5 Blatt weiße Gelatine
- 5 Blatt rote Gelatine
- 500 g Sahne
- 1 Päckchen Vanillezucker
- 2 EL Pinienkerne

■ *Zubereitungszeit:*
1¹/₂ Stunde, zuzüglich
3 Stunden zum Festwerden

Rhabarbertorte mit Ingwer

1 Mehl, 40 Gramm Zucker und Kokosraspeln mit der zimmerwarmen Butter verkneten. Die Mischung für 30 Minuten zugedeckt in den Kühlschrank stellen.

2 Den Teig ausrollen. Eine Springform (26 Zentimeter Durchmesser) mit Backpapier auslegen. Den Teig hineingeben und bis an den Rand hoch ziehen. Die Form in den Backofen stellen und bei 220 °C (Gas Stufe 4–5, Umluft 180 °C) 10 Minuten backen.

3 Inzwischen die Konfitüre mit dem geriebenen Ingwer mischen.

4 Springform aus dem Ofen nehmen und die Konfitüre auf den noch heißen Teig geben und verstreichen.

5 Eier mit 2 Esslöffel Wasser und 60 Gramm Zucker schaumig rühren. Die Stärke unterziehen.

6 Die so entstandene Masse gleichmäßig über der Konfitüre verteilen. Die Springform für weitere 15 Minuten in den Backofen schieben.

7 Den Rhabarber putzen und in kleine Stücke schneiden. Mit Zitronen- und Orangensaft und dem restlichen Zucker bei mittlerer Hitze unter ständigem Rühren etwa 5 Minuten weich dünsten. Zur Seite stellen und etwas abkühlen lassen.

8 Die Galatineblätter in wenig kaltem Wasser einweichen, ausdrücken und in wenig Wasser bei schwacher Hitze auflösen. Die Gelatine in die noch etwas warme Rhabarbermasse rühren. Weiter abkühlen lassen.

9 Die Sahne mit dem Vanillezucker steif schlagen und unter das kalte Kompott heben. Die Masse auf dem ausgekühlten Teig verteilen und mit Pinienkernen bestreuen.

Pro Stück
1607/382 kJ/kcal
5 g Eiweiß • 22 g Fett
42 g Kohlenhydrate

Tipp Bei der Sorte der verwendeten Konfitüre sind Ihrer Phantasie keine Grenzen gesetzt. Himbeer schmeckt beispielsweise ebenfalls sehr gut. Außerdem passen Konfitüren mit frischem Zitronengeschmack.

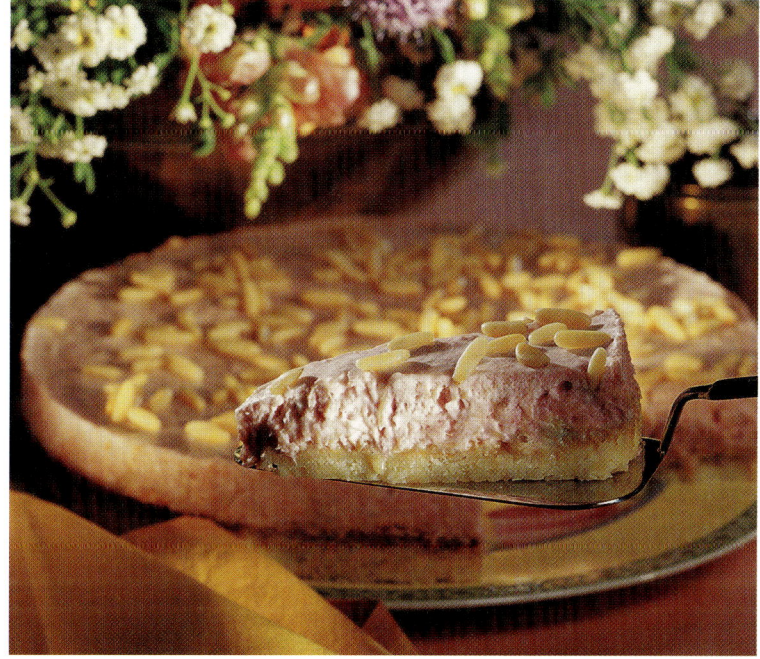

Auch hier wird die Fruchtsäure betont: Die Rhabarbertorte mit Ingwer gewürzt schmeckt frisch und intensiv.

Ingwertaler

1 Margarine schaumig rühren. Puderzucker, Sirup und Ingwer dazugeben und verrühren.

2 Mehl mit Backpulver und jeweils 1 Prise Zimt und Salz vermischen.

3 Die Mehlmischung langsam unter Rühren zum Fett geben.

4 Den Teig kräftig kneten und daraus etwa fünf gleich große Rollen formen. Diese jeweils in Alufolie wickeln und 2 Stunden im Kühlschrank ruhen lassen.

5 Backblech einfetten oder mit Backpapier auslegen. Teigrollen in 1½ Zentimeter dicke Scheiben schneiden und diese auf das Blech legen.

6 Die Ingwertaler im Backofen bei 180 °C (Gas Stufe 2–3, Umluft 160 °C) 10 Minuten backen, herausnehmen und auf einem Küchengitter auskühlen lassen.

Pro Portion

485/116 kJ/kcal

1 g Eiweiß • 5 g Fett

16 g Kohlenhydrate

Für ca. 20 Stücke

- 125 g Margarine
- 125 g Puderzucker
- 70 g Zuckerrübensirup
- 1 TL geriebener frischer Ingwer
- 200 g Mehl
- ½ Päckchen Backpulver
- Zimt
- Salz

■ *Zubereitungszeit: 30 Minuten, zuzüglich 2 Stunden zum Auskühlen*

Für 4–6 Portionen

- 1 Päckchen Vanillezucker
- 5 Eier
- 350 g Mehl
- 2 EL Mineralwasser
- 200 g Zucker
- 500 g Sauerkirschen entkernt
- 1/2 TL geriebener frischer Ingwer
- 1 säuerlicher Apfel
- 2 EL Zitronensaft

■ *Zubereitungszeit:*
30 Minuten

**Statt der Sauerkirschen
können Sie auch Rhabarber,
Pflaumen oder Stachel-
beeren verwenden.**

Für 4 Portionen

- 4 Blatt weiße Gelatine
- 3 Eigelb
- 60 g brauner Zucker
- 250 g Sahne
- 50 g eingelegter Ingwer
- 2 EL Ingwersirup
- 2 EL Orangensaft
- gehackte Pistazien

■ *Zubereitungszeit:*
30 Minuten, zuzüglich
2 1/2 Stunden zum
Auskühlen

Würzige Mehlspeise

1 Vanillezucker, Eier, Mehl, Mineralwasser und die Hälfte des Zuckers miteinander verrühren. Den Teig zur Seite stellen.

2 300 Gramm Sauerkirschen mit dem restlichen Zucker und 1/2 Liter Wasser aufkochen und pürieren.

3 Den Ingwer in die Kirschsauce rühren und das Ganze dann abkühlen lassen.

4 Apfel schälen, entkernen und das Fruchtfleisch würfeln. Zitronensaft darüber träufeln.

5 Wasser erhitzen, aber nicht kochen lassen. Vom Teig Klößchen abstechen und bei mittlerer Hitze im Wasser garen, bis sie an der Oberfläche treiben.

6 Klöße mit den restlichen Kirschen und der Kirschsauce servieren. Die Apfelwürfel locker darüber streuen.

Pro Portion

2999/717 kJ/kcal

20 g Eiweiß • 10 g Fett

134 g Kohlenhydrate

Ingwerspeise

1 Gelatine in wenig Wasser einweichen.

2 Ein Wasserbad bei mittlerer Hitze erwärmen. Über dem Wasserbad die Eigelbe in einem hitzebeständigen Gefäß mit dem braunen Zucker schaumig rühren. Nach und nach die Sahne unterschlagen. Die Masse dabei erhitzen.

3 Die Gelatine ausdrücken, in wenig Wasser bei schwacher Hitze auflösen und langsam in die Speise rühren.

4 Creme kalt stellen.

5 In der Zwischenzeit den

eingelegten Ingwer sehr fein hacken.

6 Sobald das Dessert fest zu werden beginnt, die Ingwerstückchen unterheben und schließlich Sirup und Orangensaft unterziehen.

7 Creme in Dessertschalen füllen und 2 Stunden kalt stellen. Mit gehackten Pistazien bestreut servieren.

Pro Portion

1607/384 kJ/kcal

8 g Eiweiß • 27 g Fett

26 g Kohlenhydrate

Fruchtige Pfannkuchen

1 Eier mit Mehl, Milch und Wasser verquirlen. Etwas Salz dazugeben, damit der Teig kräftiger wird.

2 Die Teigmischung 30 Minuten quellen lassen.

3 Den Rhabarber waschen, schälen und in 2 Zentimeter große Stücke schneiden.

4 Das Obst mit dem Birnensaft, dem Vanillezucker und dem Zucker zum Kochen bringen und bei mittlerer Hitze 4 bis 5 Minuten weich kochen.

5 Ingwer einrühren und die Rhabarbermischung zur Seite stellen. Das Obst sollte warm gehalten werden.

6 Öl in einer Pfanne erhitzen. Die Pfannkuchen von jeder Seite etwa 3 Minuten bei mittlerer Hitze goldbraun backen.

7 Die fertigen Pfannkuchen auf Tellern anrichten und mit der Fruchtmasse bedeckt servieren.

Pro Portion

1875/448 kJ/kcal

13 g Eiweiß • 23 g Fett

43 g Kohlenhydrate

Für 4 Portionen

- 4 Eier
- 150 g Mehl
- 120 ml Milch
- 120 ml Mineralwasser
- 1 Messerspitze Salz
- 500 g Rhabarber
- 2 EL Birnensaft
- 1 Päckchen Vanillezucker
- 2 EL Zucker
- $^1/_2$ TL geriebener frischer Ingwer
- Speiseöl

■ *Zubereitungszeit: 40 Minuten*

Wenn Sie nicht extra Birnensaft kaufen möchten, können Sie diesen durch Orangen- oder Apfelsaft ersetzen.

Cookies

1 Mehl und Backpulver miteinander mischen. Auf eine glatte Arbeitsfläche geben und eine Mulde in die Mitte drücken.

2 Das Ei, 1 Prise Salz, die Milch und den frischen Ingwer in die Mulde geben, den Zucker darüber streuen.

3 Margarine in kleinen Flocken auf dem Mehlrand verteilen.

4 Alle Zutaten von außen nach innen zügig zu einem glatten Teig verarbeiten. Diesen für 30 Minuten im Kühlschrank ziehen lassen.

5 Arbeitsfläche mit Mehl bestreuen, den Teig darauf etwa 5 Millimeter dick ausrollen und in quadratische Plätzchen schneiden.

6 Ein Backblech fetten oder mit Backpapier auslegen. Die Cookies bei 200 °C (Gas Stufe 3–4, Umluft 180 Grad) 15 bis 20 Minuten goldbraun backen.

Pro Portion

10 250/2450 kJ/kcal

33 g Eiweiß • 110 g Fett

319 g Kohlenhydrate

Für 50–60 Stücke

- 250 g Mehl
- 1$^1/_2$ TL Backpulver
- 1 Ei
- Salz
- 2 EL Milch
- 1 TL geriebener frischer Ingwer
- 140 g Zucker
- 125 g Margarine (weich)

■ *Zubereitungszeit: 1 Stunde*

Eingemachtes, Chutneys und Saucen

Chutneys sind eine Art herzhafter Marmelade, die als fruchtige Beilage gerne zu Fleisch- oder Reisgerichten gegessen wird.

Pflaumen mit Ingwer

Für 2 Halblitergläser

- 1 kg feste Pflaumen
- 1/2 l Weißweinessig
- 250 g Zucker
- 1/2 TL Ingwerpulver
- 100 g kandierter Ingwer
- Einmachcellophan

■ *Zubereitungszeit:*
15 Minuten, zuzüglich
3 Tage zum Durchziehen

1 Pflaumen waschen und trockenreiben. Die Früchte mit einem Zahnstocher rundherum mehrfach einstechen.

2 Weinessig, 1/8 Liter Wasser und Zucker aufkochen, Ingwerpulver zufügen und die Pflaumen darin bei schwacher Hitze 10 Minuten ziehen lassen.

3 Den kandierten Ingwer in kleine Würfel schneiden und zugeben.

4 Pflaumen und Ingwerstückchen in Einmachgläser füllen und gleichmäßig mit dem heißen Sud bedecken.

5 Die Gläser mit Einmach-Cellophan verschließen und die Früchte 3 Tage ruhen lassen.

6 Sud abgießen, aufkochen und heiß wieder zurück auf die Früchte geben. Die Gläser fest verschließen.

Gesamt

7539/1795 kJ/kcal

6 g Eiweiß • 1 g Fett

440 g Kohlenhydrate

Honigmelone mit Ingwer

Für 2 Halblitergläser

- 1 1/2 kg Honigmelone
- 1 cm frische Ingwerwurzel
- 1/2 l Weißwein
- 8 EL Essigessenz
- 400 g Honig
- 2 Sternanis
- 5 Gewürznelken
- 1 Stückchen Zimtstange

■ *Zubereitungszeit:*
20 Minuten

1 Die Melonen vierteln und entkernen. Das Fruchtfleisch schälen und würfeln.

2 Ingwer sehr fein schälen und in dünne Scheiben schneiden.

3 Alle Zutaten außer der Melone mit 1/2 Liter Wasser bei starker Hitze 10 Minuten kochen.

4 Fruchtstücke in den Sud geben und bei schwacher Hitze 5 Minuten ziehen lassen.

5 Melone ohne Sud entnehmen und in Gläser füllen.

6 Den Sud gleichmäßig über die Frucht verteilen und die Gläser verschließen.

Gesamt

9051/2155 kJ/kcal

21 g Eiweiß • 3 g Fett

460 g Kohlenhydrate

Birnen mit Ingwer

1 Essig, 350 Milliliter Wasser und Zucker unter Rühren aufkochen.

2 Die Gewürze dazugeben und den Sud bei schwacher Hitze 15 Minuten ziehen lassen.

3 Inzwischen die Birnen waschen, schälen, halbieren und vom Kerngehäuse befreien.

4 Die Birnenhälften in den Sud legen und bei mittlerer Hitze 10 Minuten kochen.

5 Nach 10 Minuten das Obst mit einer Schaumkelle entnehmen und in Einmachgläser füllen.

6 Den Sud weitere 10 Minuten bei mittlerer Hitze kochen lassen und über die Früchte gießen. Die Gläser fest verschließen.

Gesamt

7291/1736 kJ/kcal

10 g Eiweiß • 6 g Fett

453 g Kohlenhydrate

Tipp Länger als 3 bis 4 Wochen sollten die Birnen nicht aufbewahrt werden.

Für 2 Halblitergläser

- 400 ml Weißweinessig
- 250 g Zucker
- 1 Fl geriebener frischer Ingwer
- 1 Prise Muskatnuss
- $1/2$ TL Zimt
- 2 Gewürznelken
- $1^1/2$ kg feste Birnen

■ *Zubereitungszeit:*
1 Stunde

Eingelegte Birnen sind eine köstliche Beilage zu Wildgerichten. Servieren Sie die Fruchthälften gefüllt mit Preiselbeeren. Das sieht appetitlich aus und schmeckt.

Würzige Champignons

1 Die Champignons putzen. Wenn größere Pilze darunter sind, diese halbieren.

2 $1/8$ Liter leicht gesalzenes Wasser aufkochen und die Champignons darin 5 Minuten bei starker Hitze kochen lassen.

3 Pilze aus dem Wasser nehmen und abtropfen lassen.

4 Zucker, Salz und Weißweinessig in das Wasser geben und den Sud aufkochen. Sämtliche Gewürze zufügen und alles bei schwacher Hitze 5 Minuten ziehen lassen.

5 Champignons in Gläser geben, mit dem Sud auffüllen und mit Einmach-Cellophan zugedeckt 2 Tage stehen lassen.

6 Den Sud abgießen, erneut aufkochen und wieder über die Pilze gießen. Die Gläser fest verschließen.

Gesamt

5030/1200 kJ/kcal

30 g Eiweiß • 3 g Fett

257 g Kohlenhydrate

Für 1 Halbliterglas

- 1 kg frische kleine Champignons
- 250 g Zucker
- 2 EL Salz
- $1/2$ l Weißweinessig
- je $1/2$ TL Ingwerpulver, Rosmarin und Oregano
- 1 Lorbeerblatt
- 4 Pfefferkörner

■ *Zubereitungszeit:*
15 Minuten, zuzüglich
2 Tage zum Durchziehen

Für 2 Halblitergläser

- 2 kg Rote Bete
- 50 g frischer Ingwer
- 300 g Zwiebeln
- 1/2 l Weißweinessig
- 4 EL brauner Zucker
- 4 TL Salz
- Pfeffer

■ *Zubereitungszeit:*
  40 Minuten

Rote Bete

1 Rote Bete waschen und bei mittlerer Hitze etwa 30 Minuten in 2 Liter Wasser kochen.

2 Ingwer in der Zwischenzeit dünn schälen und in kleine Stückchen schneiden.

3 Zwiebeln häuten und in dünne Ringe schneiden.

4 Rote Bete entnehmen, unter kaltem Wasser abschrecken, schälen und in mundgerechte Stücke schneiden.

5 Ingwer, Zwiebelringe und Rote Bete in einen Steintopf schichten.

6 Essig, 1 Liter Wasser, den braunen Zucker, Salz und 1 Prise Pfeffer aufkochen und heiß auf das Gemüse gießen.

7 Das Gefäß mit Einmach-Cellophan verschließen.

Gesamt
3389/807 kJ/kcal
26 g Eiweiß • 5 g Fett
162 g Kohlenhydrate

Tipp Sie sollten mindestens eine Woche abwarten, bevor Sie die Rote Bete genießen. Erst dann ist sie durchgezogen und hat einen würzigen Geschmack.

Eingelegte Eier

Für 1 Halbliterglas

- 14 Eier
- 1/2 TL Salz
- 1/2 TL Pfeffer
- 1/2 TL Ingwerpulver
- 1 Messerspitze Cayennepfeffer
- 1 Gewürznelke
- 1/2 l Weißweinessig

■ *Zubereitungszeit:*
  45 Minuten

1 Eier hart kochen und beiseite stellen.

2 Alle Gewürze zusammen mit dem Weißweinessig bei schwacher Hitze 30 Minuten kochen lassen.

3 Den Sud vollständig abkühlen lassen und durch ein feines Sieb geben.

4 Die Eier abpellen, in ein großes Glas- oder Steingutgefäß legen und mit dem Sud bedecken.

5 Mit Einmach-Cellophan das Gefäß verschließen und kühl und dunkel lagern.

Gesamt
5168/1233 kJ/kcal
96 g Eiweiß • 85 g Fett
4 g Kohlenhydrate

Tipp Nach etwa 2 Wochen ist die richtige Würze erreicht. Viel früher sollten Sie die Eier nicht auf den Tisch bringen.

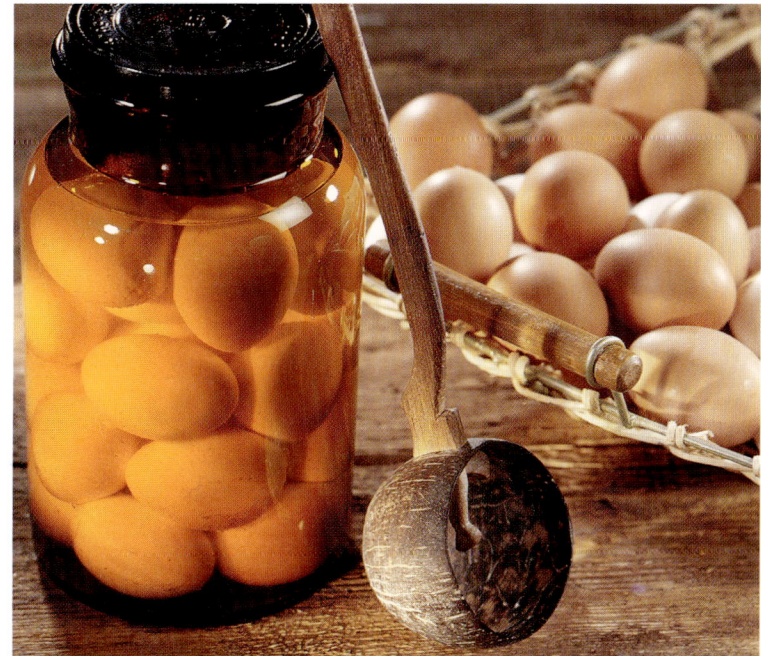

Mal was ganz anderes: eingelegte Eier – nicht nur für Ostern.

Eingelegter Ingwer

1 Ingwer fein schälen und in dünne Scheiben schneiden.
2 Die Scheibchen mit wenig Salz bestreuen, über Nacht ziehen lassen und dann gründlich abwaschen.
3 Essig mit einer Prise Salz, dem Zucker und 5 Esslöffel Wasser aufkochen, den Ingwer zugeben und 5 Minuten bei mittlerer Hitze kochen lassen.
4 Topf vom Herd nehmen und den Ingwer im Sud abkühlen lassen. In Gläser füllen und diese verschließen.

Gesamt
1113/265 kJ/kcal
0 g Eiweiß • 0 g Fett
60 g Kohlenhydrate

Tipp Auf diese Weise marinierte Ingwerscheiben sind äußerst schmackhaft und können als Beilage zu Fondues oder auch zu Grillfleisch gereicht werden.

Für 1 Viertelliterglas
- 250 g frischer Ingwer
- Salz
- Reisweinessig
- 4 EL Zucker

■ *Zubereitungszeit:
10 Minuten, zuzüglich
12 Stunden zum
Durchziehen*

Für 2 Marmeladengläser

- 500 g säuerliche Äpfel
- 80 g Zwiebeln
- 2 EL kandierte Ingwerstäbchen
- 300 g Honig
- 3 EL Essig-Essenz
- 1 TL Salz
- 1 Messerspitze Pfeffer
- 1 Messerspitze Curry

■ *Zubereitungszeit:*
  45 Minuten

Für 2 Marmeladengläser

- 1 kg Tomaten
- 2 unbehandelte Zitronen
- 1 kg Gelierzucker
- 2 TL geriebener frischer Ingwer
- 1 Messerspitze Pfeffer

■ *Zubereitungszeit:*
  10 Minuten, zuzüglich
  3 Stunden zum Durch-
  ziehen

Für 2 Marmeladengläser

- 4 EL Sojasauce
- 4 EL Balsamessig
- 1 EL Erdnussöl
- 2 Knoblauchzehen
- 2 EL geriebener frischer Ingwer
- 1 Prise brauner Zucker
- 1 Messerspitze Cayennepfeffer

■ *Zubereitungszeit:*
  5 Minuten

Apfel-Ingwer-Chutney

1 Die Äpfel schälen, entkernen und das Fruchtfleisch in dünne Scheiben schneiden. Zwiebeln häuten und sehr fein würfeln. Den kandierten Ingwer in sehr kleine Stückchen schneiden.
2 Äpfel, Zwiebeln und Ingwer mit den restlichen Zutaten mit $^1/_8$ Liter Wasser aufkochen. Bei mittlerer Hitze unter Rühren 40 Minuten kochen lassen.
3 Chutney heiß in Gläser füllen und diese fest verschließen.

Gesamt
5490/1307 kJ/kcal
11 g Eiweiß • 3 g Fett
317 g Kohlenhydrate

Tomatenmarmelade

1 Tomaten waschen, vierteln, von Stielansätzen befreien und im Mixer pürieren.
2 Zitronenschale abreiben und zu den Tomaten geben. Die Zitronen auspressen und den Saft ebenfalls zufügen.
3 Gelierzucker zu der Mischung geben und alles 3 Stunden durchziehen lassen.
4 Unter ständigem Rühren langsam zum Kochen bringen und bei starker Hitze 3 Minuten sprudelnd kochen lassen. Ingwer und Pfeffer unterrühren.
5 Die Marmelade noch eine Minute kochen lassen und dann in Gläser abfüllen. Diese sofort fest verschließen.

Gesamt
17766/4230 kJ/kcal
11 g Eiweiß • 3 g Fett
1048 g Kohlenhydrate

Ingwersauce

1 Sojasauce, Essig und Öl miteinander verrühren.
2 Knoblauch abziehen und zerdrücken. Zusammen mit den Gewürzen in die Sauce rühren. Die Sauce als Marinade für Fleisch und Fisch verwenden.

Gesamt
881/209 kJ/kcal
0 g Eiweiß • 20 g Fett
6 g Kohlenhydrate

Tomatendip

1 Tomaten waschen, vierteln und von den Stielansätzen befreien. Das Fruchtfleisch grob würfeln. Die Schalotte häuten und fein hacken.

2 1 Esslöffel Olivenöl erhitzen, die Tomaten- und Schalotten- stückchen hineingeben und bei schwacher Hitze 2 Minuten andünsten.

3 Honig und jeweils 1 Prise Salz und Pfeffer unterrühren und alles bei mittlerer Hitze 30 Minuten einkochen lassen.

4 In der Zwischenzeit den Ing- wer dünn schälen und sehr fein hacken. Knoblauchzehe abzie- hen und ebenfalls fein hacken. Die Chilischote halbieren, von den Kernen befreien und in hauchdünne Streifen schneiden.

5 Das übrige Olivenöl erhitzen. Ingwer, Knoblauch und Chili hineingeben und bei schwacher Hitze kurz anbraten.

6 Tomatenmasse durch ein Sieb streichen und weitere 10 Minuten bei schwacher Hitze kochen lassen.

7 Den Tomatenbrei mit der Würzpaste aus Ingwer, Knob- lauch und Chili mischen und mit Tabasco abschmecken.

Gesamt
1532/365 kJ/kcal
5 g Eiweiß • 31 g Fett
20 g Kohlenhydrate

Für 1 Marmeladenglas
- 500 g Tomaten
- 1 Schalotte
- 2 EL Olivenöl
- 1 TL Honig
- Salz, Pfeffer
- 1 kleines Stück Ingwer
- 1 Knoblauchzehe
- 1 rote Chilischote
- Tabasco

■ *Zubereitungszeit: 50 Minuten*

Dieser Dip passt zu Fleisch, Fladenbrot, Kartoffelchips oder Gegrilltem – die schmackhafte und gesunde Alternative zu Ketchup.

Süßsaure Sauce

1 Ingwerwurzel dünn schälen und sehr fein hacken. Knob- lauch abziehen und ebenfalls fein hacken.

2 Öl erhitzen und Ingwer und Knoblauch darin bei mittlerer Hitze kurz anbraten.

3 Tomatenmark, Brühe, Essig, Sojasauce, Sherry und Zucker zugeben und bei mittlerer Hitze aufkochen lassen.

4 Die Stärke mit etwas kaltem Wasser anrühren und in die Sauce geben. Bei schwacher Hitze kurz ziehen lassen.

5 Mit Salz und süßem Paprika abschmecken.

Gesamt
1764/420 kJ/kcal
2 g Eiweiß • 20 g Fett
50 g Kohlenhydrate

Für 4 Portionen
- 1 kleines Stück Ingwer
- 1 Knoblauchzehe
- 1 EL Speiseöl
- 50 g Tomatenmark
- 50 ml Fleischbrühe
- 2 EL Weißweinessig
- 2 EL Sojasauce
- 2 EL Sherry
- 3 EL brauner Zucker
- 1 EL Stärke
- Salz
- süßes Paprikapulver

■ *Zubereitungszeit: 10 Minuten*

Und der krönende Abschluss: Ein Digestif für alle, die es würzig, hochprozentig und dennoch süß lieben.

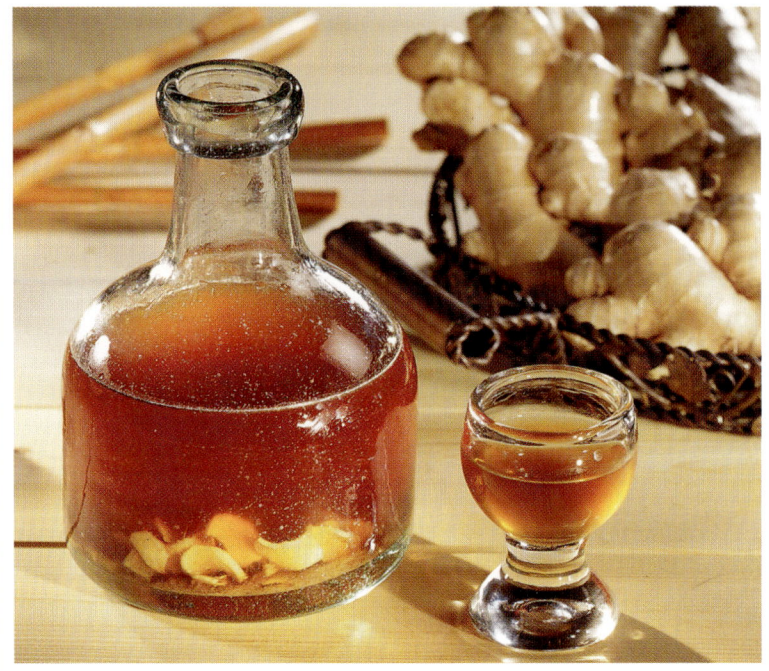

Minz-Ingwer-Chutney

Für 1 Marmeladenglas

- 40 g Pfefferminzblätter
- $1/8$ l Weißweinessig
- 1 Prise Salz
- 1 TL Zucker
- 1 Prise Cayennepfeffer
- 100 g in Sirup eingelegte Ingwerstücke
- 1 Knoblauchzehe
- 1 TL geriebener frischer Ingwer
- 50 g Schalotten
- 2 EL Ingwersirup

■ *Zubereitungszeit: 15 Minuten*

1 Minzblätter waschen, gut trocknen lassen und fein hacken.

2 Essig, Salz, Zucker und Cayennepfeffer miteinander verrühren und die Pfefferminze dazugeben.

3 Ingwer in einem Sieb abtropfen lassen. Den Sirup aufbewahren.

4 Inzwischen Knoblauch abziehen und sehr fein hacken.

5 Ingwerstücke in sehr kleine Stückchen schneiden, mit dem geriebenen Ingwer und dem Knoblauch mischen. Dann den Pfefferminzbrei dazugeben und gut durchrühren.

6 Schalotten häuten und würfeln und unter das Chutney mischen. Zuletzt 2 Esslöffel Ingwersirup zufügen und nochmals durchrühren.

Gesamt
1246/296 kJ/kcal
2 g Eiweiß • 1 g Fett
73 g Kohlenhydrate

Hochprozentiges

Ein Schlückchen in Ehren kann niemand verwehren und schon gar nicht, wenn Ingwer als Zutat verwendet wurde. Helfen Sie Ihrer Verdauung mit einem Digestif auf Ingwerbasis auf die Sprünge.

Ingwerlikör

1 Ingwer dünn schälen und in sehr feine Scheiben schneiden.
2 Ingwerscheiben in eine Flasche geben, den Weinbrand darüber gießen und eine Woche ziehen lassen. Einmal täglich durchschütteln.
3 Den Aufguss durch ein Sieb gießen.
4 Ingwer mit dem Zucker und 4 Esslöffel Wasser verrühren und unter ständigem Rühren bei starker Hitze aufkochen lassen.

5 Topf vom Herd nehmen und die Mischung zugedeckt abkühlen lassen.
6 Weinbrand mit Ingwer und dem süßen Sud in eine Flasche füllen, kräftig durchschütteln und die Flasche fest verschließen.

Gesamt
10941/2605 kJ/kcal
0 g Eiweiß • 0 g Fett
200 g Kohlenhydrate

Für 0,75 Liter
- 50 g frischer Ingwer
- 1 Flasche Weinbrand
- 200 g brauner Zucker

■ *Zubereitungszeit:*
2 Stunden, zuzüglich eine
Woche zum Durchziehen

Tipp Der Likör ist lange haltbar. Schütteln Sie ihn immer kurz auf, bevor Sie ein Gläschen einschenken. Ingwerlikör eignet sich hervorragend als Aperitif und als Digestif, weil er sowohl appetitanregend als auch verdauungsfördernd ist.
Variieren können Sie das Rezept, indem Sie weitere Gewürze nach Geschmack hinzufügen. Probieren Sie einmal Folgendes: Anstelle des braunen Zuckers nehmen Sie Lindenhonig, weiterhin fügen Sie 4 bis 6 Gewürznelken und 2 Stück Sternanis hinzu. Die Mischung wird zusammen mit den eingelegten Ingwerscheiben aufgekocht und wie im Rezept beschrieben weiterverarbeitet. Mit diesem würzigen Likör lassen sich auch gut Saucen und Süßspeisen verfeinern.

Für 1 Glas

- 3 Eiswürfel
- 4 cl Wodka
- 2 dünne Scheiben jungen Ingwer
- 200 ml Ginger Ale

■ *Zubereitungszeit:*
5 Minuten

Für 1 Glas

- 100 ml Orangensaft
- 3 cl Gin
- 2 cl Martini bianco
- 1 TL Ingwersirup
- Tonicwater zum Auffüllen

■ *Zubereitungszeit:*
5 Minuten, zuzüglich
1 Stunde zum Gefrieren

Für 8–10 Portionen

- 2 kleine Honigmelonen
- 4 EL weißer Martini
- 4 EL Zucker
- 1 TL geriebener frischer Ingwer
- 750 ml trockener Weißwein
- 700 ml lieblicher Sekt

■ *Zubereitungszeit:*
15 Minuten

Ingwer-Cocktail

1 Eiswürfel in ein hohes Glas geben und den Wodka darüber gießen.
2 Ingwerscheiben zufügen und mit Ginger Ale auffüllen.

Gesamt
665/160 kJ/kcal
0 g Eiweiß • 0 g Fett
16 g Kohlenhydrate

Gin-Orangen-Cocktail

1 Orangensaft zu Eiswürfeln gefrieren lassen.
2 4 der Orangen-Eiswürfel grob zerstoßen und in ein hohes Glas geben.
3 Gin und Martini darüber gießen. Ingwersirup zufügen und alles mit einem lang-stieligen Löffel durchrühren.
4 Mit Tonic auffüllen und 1 Minute ziehen lassen.

Gesamt
516/123 kJ/kcal
1 g Eiweiß • 0 g Fett
26 g Kohlenhydrate

Melonenbowle

1 Melonen halbieren und entkernen. Das Fruchtfleisch mit einem Kugelausstecher auslösen.
2 Die Melonenstücke mit Martini und Zucker mischen.
3 Ingwer und den gut gekühl-ten Weißwein in ein Bowlen-gefäß geben. Die vorbereiteten Fruchtkugeln zufügen. Ziehen lassen.
4 Kurz vor dem Verzehr den gut gekühlten Sekt dazu gießen.

Gesamt
931/223 kJ/kcal
1 g Eiweiß • 0 g Fett
17 g Kohlenhydrate

Tipp Am besten schmeckt die Bowle, wenn Sie sie 2 bis 3 Stunden durchziehen lassen, bevor Sie den Sekt zufügen. Wenn Sie ausreichend Zeit haben, sollten Sie sogar die Fruchtstücke über Nacht in der Zucker-Martini-Mischung stehen lassen.

Über die Autorin

Iris Hammelmann, Globetrotterin und Journalistin, hat auf ihren Reisen verschiedene Naturheilverfahren kennen gelernt. Seit 1993 arbeitet sie freiberuflich; ihre Spezialgebiete sind neben Reiseberichten Naturheilverfahren und Naturkosmetik.

Literaturnachweis

Fulder, Stephan: Kochen und heilen mit Ingwer. Econ Verlag. Düsseldorf 1995
Hess, Reinhardt: Raffiniert gewürzt. Gräfe und Unzer. München 1996
Voelck, Marianne: Ingwer wirkt Wunder. Mosaik Verlag. München 1998

Hinweis

Das vorliegende Buch ist sorgfältig erarbeitet worden. Dennoch erfolgen alle Angaben ohne Gewähr. Weder Autorin noch Verlag können für eventuelle Nachteile oder Schäden, die aus den im Buch gemachten praktischen Hinweisen resultieren, eine Haftung übernehmen.

Bildnachweis

Alle Bilder stammen von Christian Kargl/Ute Schoenenburg, München, außer:
AKG, Berlin: 38; Bilderberg, Hamburg: 5 (Frieder Blickle), 17, 31 (Andreas Riedmiller), 21 (Peter Ginter), 27 (Milan Horacek); New Eyes, Hamburg: 18 (IDS/V. Chevalier); Tony Stone, München: U4, 15 (John Turner), 1 (Ian O´ Leary), 4 (Chave Jennings), 6 (John Beatty)

Impressum

© 1998 Südwest Verlag GmbH in der Verlagshaus Goethestraße GmbH & Co. KG, München
Alle Rechte vorbehalten
Nachdruck – auch auszugsweise – nur mit Genehmigung des Verlags.

Redaktion:
Dr. Judith Schuler
Redaktion und ökotrophologische Fachberatung:
Mechthild Freier
Projektleitung:
Stephanie Wenzel
Bildredaktion:
Ute Schoenenburg
Produktion:
Manfred Metzger
Umschlag:
Heinz Kraxenberger, München
DTP:
satz & repro Grieb, München
Druck:
Color Offset, München
Bindung:
Oldenbourg, München

Printed in Germany

Gedruckt auf chlor- und säurearmem Papier

ISBN: 3-517-07746-1

Rezepteregister

Ananas-Fisch-Spieße 67
Ananassalat mit Nüssen 49
Apfel-Ingwer-Chutney 90
Asiatische Spare Ribs 51
Asiatische Suppe 42
Auberginen, gefüllte 73
Avocado-Mais-Salat 45

Bananencreme 80
Bete, rote 88
Birnen mit Ingwer 87
Bohnengemüse 40
Bratreis mit Schinken 61

Champignons, würzige 87
Champignonsalat 46
Cookies 85
Currysuppe 43

Eier, eingelegte 88
Eingelegte Eier 88
Eingelegter Ingwer 89

Frischer grüner Salat 49
Fruchtiges Lachsfilet 69
Fruchtiger Möhrensalat 46
Fruchtige Pfannkuchen 85

Garnelen in Tomatensauce 64
Geflügelleber 53
Gefüllte Auberginen 73
Gin-Orangen-Cocktail 94
Grüner Salat, frischer 49

Hackfleischauflauf mit Weißkohl 50
Hähnchenrollen 57

Heilbutt mit asiatischem Gemüse 67
Honiggarnelen mit Ingwer 65
Honigmelone mit Ingwer 86
Hühnercurry mit Basilikum 53

Ingwer, eingelegter 89
Ingwer in Schokolade 77
Ingwer, kandierter 77
Ingwer-Cocktail 94
Ingwerhappen 78
Ingwerlikör 93
Ingwermüsli 79
Ingwersauce 90
Ingwerspeise 84
Ingwertaler 83

Kandierter Ingwer 77
Kaninchen mit Schalotten 62
Kartoffelsalat, warmer 44
Klößcheneintopf 41

Lachsfilet, fruchtiges 69
Lammkoteletts mit Leberwurst 60
Lammkoteletts zitrus 59
Limonenmousse mit Ingwersauce 81
Linsensuppe 42

Malaysische Schweinespieße 51
Mehlspeise, würzige 84
Melonenbowle 94
Minz-Ingwer-Chutney 92
Möhren, süße 71
Möhrensalat, fruchtiger 46
Muschelsalat 48

Obstsalat 80

Pfannkuchen, fruchtige 85
Pflaumen mit Ingwer 86

Reissalat, vegetarischer 47
Rhabarbertorte mit Ingwer 82
Rindercurry, thailändisches 54
Rindfleisch, scharfes 52
Roastbeef mit Knoblauch 56
Rote Bete 88
Rote-Bete-Salat mit Ingwer 45

Sauce, süßsaure 91
Scampi in Tomate 63
Scharfes Rindfleisch 52
Schellfisch pikant 66
Schnitzel mit Ingwer 61
Schweinespieße, malaysische 51
Seemannscurry 66
Seezungenröllchen 68
Sellerietaler 76
Sommerhühnchen 57
Spare Ribs, asiatische 51
Suppe, asiatische 42
Süße Möhren 71
Süßsaure Sauce 91

Thailändisches Rindercurry 54
Tomatendip 91
Tomaten-Lauch-Gratin 70
Tomatenmarmelade 90

Vegetarischer Reissalat 47

Warmer Kartoffelsalat 44
Würzige Champignons 87
Würzige Mehlspeise 84

Zitronenkalbsfrikassee 58
Zuckerschoten- und
    Möhrengemüse 71
Zwiebeln in Ingwersahne 76

Sachregister

Anbau 6, 7
Aphrodisiaka 11
Ayurveda 37

Bleichen 9
Bluthochdruck 24

Cayennepfeffer 52
Chilis 52
Currypulver 15, 54, 55

Dioskurides 18
Diuretische Wirkung 22

Einfrieren 44
entwässernde Wirkung 22
Erbrechen 19, 22, 35

Erkältungstee 30
Ernte 9

Fette 39

Galgant 16
gelber Ingwer 15
Gelbwurz 15
Gingerol 14
grüner Ingwer 9

Herkunft 6, 10
Holunder 32

Ingwerfamilie 14
  -pflanze 7
  -pulver 18
  -sorten 8
  -tees 30
Insektenstiche 31, 32

Kalmus 17, 36f.
Kardamom 16
Kompressen 31
Konservieren 10
Kurkuma 15

Schmerzlinderung 21
Schwindel 19, 22
Speichelproduktion 22

Terpineol 14
Thromboseschutz 20
Tinktur 32

Verarbeitung 9
Vitalisierende Wirkung 11

Zellveränderungen 20
Zineol 14
Zingiberen 14